なぜ？どうすれば？
新人育成のお悩み相談

発想・行動転換のヒント

永井則子 著

日本看護協会出版会

刊行にあたって

　隔月刊誌「Nursing Today」(日本看護協会出版会)は、私の看護雑誌デビューとなった特別な雑誌です。その雑誌への連載「プリセプターお悩み相談」を書籍化しては、とのお話をいただいたときには、特別の思いに沸き立ちました。

　私は薬剤師です。長く看護職の方向けに人材育成などの教育研修を行ってきました。「薬剤師の臨床経験しかない者が、何故に看護職対象の研修コンサルタントを…?」と、疑問に思わない方は皆無でしょう。

　コンサルタントとして独立した1994(平成6)年当時、医療専門職者のほとんどの方々は「専門能力」を磨くことに時間を費やし、「対人能力」をはじめとする「基礎能力」は「家庭教育や社会生活を営むなかで身につけるもの」との考え方がまかり通る病院経営の環境でした。

　しかし、看護界はリベラルな風を読み取っていました。

　当時の日本看護協会看護研修センター卒後教育部の柴田レイ子部長から「看護職教育も企業のノウハウに学ぶ必要があると考えています」とのお声かけをいただいたことから、基礎能力の育成を中心に、看護界への一般企業の研修内容・体験学習型研修などの提供を始めました。

　一方で、新しい考え方の提供は「他の業種の講師の話は役に立たない」との批判をいただくことにもなりました。しかし、その苦悩こそが、臨床事例を理論を用いて解説する講義スタイルや執筆スタイルを生み出し、若者を読者対象とする「Nursing Today」への長期連載も可能となったのだと、今さらながら率直なフィードバックをくださった方々に感謝です。また、「プリセプターお悩み相談」を担当したことは、研修受講者の現状を聞き取り"ともに考える講師"の姿勢を培うことにつながりました。

　そのような私が「プリセプターお悩み相談」の書籍化にあたって数年前の内容を見直すと、いつの世も新人育成にあたる担当者の悩みには共通性があるものだと、連載記事の内容が陳腐化していないことを確信いたします。他方で、当時の執筆者としての未熟さを随所に感じます。書籍化は私に加筆・修正の機会と、その時々のテーマで徒然なるままに執筆したものを体系的に伝える機会となりました。

　このような機会づくりにご尽力くださいました日本看護協会出版会編集部岸千束さんには、心から感謝を申し上げます。

2015(平成27)年10月

永井 則子

目次

第1章 新人を育てる 自分も育つ

1 なぜ、新人教育に力を注ぐの？ ・・002
　1. 新人看護職員研修が国家的取り組みになった背景 ・・・・・・・・・・・・・002
　2. 看護基礎教育における実習時間削減の影響 ・・・・・・・・・・・・・・・・・・・004
　3. トラウマを生じにくい意図的・段階的な育成の効果 ・・・・・・・・・・・007

2 だれが、どう新人を育てるの？ ・・・・・・・・・・・・・・・・・・・・・・・・・・・・・・・・・・008
　1. 皆で育てる 全職員が支え合う ・・・・・・・・・・・・・・・・・・・・・・・・・・・・・・・・008
　2. 実地指導者とは？ ・・009
　3. どんな人が適しているの？ ・・・・・・・・・・・・・・・・・・・・・・・・・・・・・・・・・・・010
　4. 実地指導者はなにを教えるの？ ・・・・・・・・・・・・・・・・・・・・・・・・・・・・・・010
　5. 教育担当者／研修責任者とは？ ・・・・・・・・・・・・・・・・・・・・・・・・・・・・・・011
　6. 新人育成にかかわる指導者の2つの大きな役割機能 ・・・・・・・・・・・012

3 新人と自分の努力だけでは解決できない課題もある ・・・・・・・・・・015
　1. サポート体制のもとで課題と向き合う ・・・・・・・・・・・・・・・・・・・・・・・・015
　2. 指導手法の基本フローを共有しよう ・・・・・・・・・・・・・・・・・・・・・・・・・・017
　3. キャリア台帳を作成しよう ・・・・・・・・・・・・・・・・・・・・・・・・・・・・・・・・・・・018
　4. 違和感に対応できる個人と集団の育成 ・・・・・・・・・・・・・・・・・・・・・・・・018

4 成長段階に応じて経験学習を支援する ・・・・・・・・・・・・・・・・・・・・・・・・・020
　1. 経験学習とは？ ・・・020
　2. 成長とはどのような段階を経るの？ ・・・・・・・・・・・・・・・・・・・・・・・・・・021
　3. 成長段階に応じた指導者のかかわり方 ・・・・・・・・・・・・・・・・・・・・・・・・023

5 指導に必要なツールとスキル ・・・・・・・・・・・・・・・・・・・・・・・・・・・・・・・・・・・025
　1. 仕事を教えるためのツール ・・・・・・・・・・・・・・・・・・・・・・・・・・・・・・・・・・・025
　2. 学習準備の内容を統一するためのツール ・・・・・・・・・・・・・・・・・・・・・・026
　3. 学習準備の判断基準の統一を図るツール ・・・・・・・・・・・・・・・・・・・・・・026
　4. 仕事を教えるとは「組織文化の伝承」 ・・・・・・・・・・・・・・・・・・・・・・・・026
　5. 日々（当日）の計画と報告書のフレーム ・・・・・・・・・・・・・・・・・・・・・・029
　6. 求められる指導スキルと使い分け ・・・・・・・・・・・・・・・・・・・・・・・・・・・・030

6 リフレクションやフィードバックにフレームワークを活用する ・・・032
　1. 振り返りが経験学習の成果を高める ・・・・・・・・・・・・・・・・・・・・・・・・・・032
　2. フレームワークとは？ ・・・・・・・・・・・・・・・・・・・・・・・・・・・・・・・・・・・・・・032
　3. リフレクションとは？ ・・・・・・・・・・・・・・・・・・・・・・・・・・・・・・・・・・・・・・033
　4. フィードバックとは？ ・・・・・・・・・・・・・・・・・・・・・・・・・・・・・・・・・・・・・・034

5.「きく（聞く、訊く、聴く）レベル」を使い分ける ・・・・・・・・・・・・・・・・・・・・・・・・ 035
7 人的資源を活かすポジティブ思考 ・・・ **036**
　　1．人の強みに着眼する ・・ 036
　　2．強みの活かし方 ・・ 038
　　3．思考の柔軟性と指導の生産性 ・・・ 039
8 新人指導を通した私たちの成長 ・・・ **042**
　　1．教えることは日常行動を概念化すること ・・・・・・・・・・・・・・・・・・・・・・・・・・・・・・・・ 042
　　2．教えることを通して学ぶ ・・・ 042
　　3．異なる意見が創造的な学びを生み出す ・・・・・・・・・・・・・・・・・・・・・・・・・・・・・・・・・・ 043

第 **2** 章　新人育成のお悩み相談

お悩みケース 1　報告・連絡・相談がないのでフォローできない ・・・・・・・・・・・・・・・ **046**
　▪ なぜ、こうなるの？ ・・・ 046
　　　どんなとき報告・連絡・相談が必要かを知らない ・・・・・・・・・・・・・・・・・・・・・・ 046
　　　組織人としての個性が違う ・・ 046
　▪ 解決につながる考え方・行動 ・・・ 047
　　　報告・連絡・相談をリクエストする ・・・・・・・・・・・・・・・・・・・・・・・・・・・・・・・・・・ 047
　　　組織貢献の4タイプを共有してコントロールさせる ・・・・・・・・・・・・・・・・・・・ 049
お悩みケース 2　いつまでたっても仕事ができるようにならない ・・・・・・・・・・・・・・・ **050**
　▪ なぜ、こうなるの？ ・・・ 050
　　　仕事ができていない原因を悲観的にとらえていないか？ ・・・・・・・・・・・・・・・ 050
　▪ 解決につながる考え方・行動 ・・・ 051
　　　加点主義で眺める ・・ 051
　　　肯定的な質問を考える ・・ 051
　　　Why（なぜ）の使い方を変えてみる ・・・・・・・・・・・・・・・・・・・・・・・・・・・・・・・・・・ 052
　　　共通点に目を向ける ・・ 053
お悩みケース 3　モレやヌケが多いのに反省の態度がみられない ・・・・・・・・・・・・・・ **055**
　▪ なぜ、こうなるの？ ・・・ 055
　　　本人の学び方の「クセ」と「指導のしかた」にズレがある ・・・・・・・・・・・・・ 055
　▪ 解決につながる考え方・行動 ・・・ 056
　　　学習のしかたの「クセ」を見極める（理論型／経験型） ・・・・・・・・・・・・・・・ 056
　　　指導者の立ち位置へのリクエストを見極める（依存型／独立型） ・・・・・・・ 057
　　　学習者のクセに合わせて指導の切り口をコントロールする ・・・・・・・・・・・・ 057

| お悩みケース | 4 | 年上の経験者がうちの職場のやり方で仕事をしてくれない ··············· 060 |

- なぜ、こうなるの? ·· 060
  - 他のやり方から学ぶ姿勢が必要 ································ 060
- 解決につながる考え方・行動 ·· 061
  - 仕事のやり方の「前提」から見直す ································ 061
  - 押しつけないリクエストに役立てる ································ 062
  - 論拠を示して仕事のやり方を検討する ······························ 062
  - ポジティブ思考、0ベース思考を身につける ························ 063

| お悩みケース | 5 | こんなことにも気づかないのかと驚き、不安になってしまう ············· 066

- なぜ、こうなるの? ·· 066
  - 予期しない出来事に指導者もつまずく ······························ 066
- 解決につながる考え方・行動 ·· 066
  - 新人が起こすトラブルに逃げ腰にならないで ························ 066
  - 目的をもって質問を使いこなす ···································· 068
  - メタコミュニケーションを効果的に使う ···························· 069
  - 非言語のコミュニケーション能力も磨く ···························· 070

| お悩みケース | 6 | 大まかな仕事ぶりや失敗につい声を荒げてしまう ··················· 072

- なぜ、こうなるの? ·· 072
  - 短期間で成長させようと焦り、失敗を受け止められない ················ 072
- 解決につながる考え方・行動 ·· 073
  - 責められない安心感が主体的行動につながる ························ 073
  - 失敗をポジティブに受け止める言葉を習得する ······················ 073
  - 事前の注意はできるだけ具体的に細かく ···························· 074

| お悩みケース | 7 | 仕事は丁寧だが消極的な姿勢についイライラしてしまう ··············· 076

- なぜ、こうなるの? ·· 076
  - 出来事のとらえ方に左右されて「イライラ」が起こる ·················· 076
- 解決につながる考え方・行動 ·· 077
  - ビリーフの書き換えで感情の起伏を安定させる ······················ 077
  - イライラしたときのことを振り返る ································ 078
  - ポジティブ思考で強みをとらえる ·································· 078
  - 強みを活用することの意義を明確にとらえる ························ 079
  - 楽観的なとらえ方を磨く ·· 079

| お悩みケース | 8 | 手順に気をとられ患者の観察ができない ··························· 081

- なぜ、こうなるの? ·· 081
  - 課題設定が高めになっている ······································ 081

- 解決につながる考え方・行動 ･････････････････････････････････ 082
  - 新人から眺めて適度にむずかしい課題を設定する ･････････････ 082
  - 慣れるまでは行動強化のフィードバックに徹する ･････････････ 082
  - 新人に求めるものと自分が受け持つものを明確に分けておく ････ 083

お悩みケース 9 「聞いていない」「したことがない」と嘘をつく ･････ 084
- なぜ、こうなるの？ ･･･････････････････････････････････････ 084
  - 場面が変わるとイメージがつながらなくなる ･･･････････････ 084
- 解決につながる考え方・行動 ･･･････････････････････････････ 085
  - 注意点を説明するときは具体的な体験談を交える ･････････････ 085
  - 事例検討を行ってみる ･････････････････････････････････ 085
  - 能力アセスメントはスケールを用いた質問にする ･････････････ 085
  - 実行したことへのフィードバックをする ･･･････････････････ 086
  - 他の場面への応用 ･････････････････････････････････････ 087
  - 第三者からの意見で自分の先入観の暴走を防ぐ ･･･････････････ 087

お悩みケース 10 点滴漏れを見逃し言い訳したので事前学習を促し叱責した ･･･ 088
- なぜ、こうなるの？ ･･･････････････････････････････････････ 088
  - 獲得している情報と経験の学びを統合する指導が必要 ･･･････ 088
- 解決につながる考え方・行動 ･･･････････････････････････････ 089
  - 知識を経験に統合させるベッドサイドでの指導 ･････････････ 089
  - ミスを訂正させる指導の進め方を設計する ･････････････････ 090

お悩みケース 11 報告の遅さを注意したら私を避け報告が減ってしまった ･･･ 091
- なぜ、こうなるの？ ･･･････････････････････････････････････ 091
  - 能力が「ない」のではなく「チームに溶け込めていない」 ･････ 091
- 解決につながる考え方・行動 ･･･････････････････････････････ 092
  - 指導の前に関係性を築く ･･･････････････････････････････ 092
  - まずは責めずにほめ、コンピテンシーを育てる ･･･････････････ 092
  - アサーティブネス・トレーニングを進める ･････････････････ 093

お悩みケース 12 反省を促しているのに鈍感で真意が伝わらない ･････ 095
- なぜ、こうなるの？ ･･･････････････････････････････････････ 095
  - パニックを起こさせるとリフレクションが成立しにくい ･･･････ 095
  - 事実の検証に裏面交流はタブー ･････････････････････････ 096
- 解決につながる考え方・行動 ･･･････････････････････････････ 096
  - 聴いてもらえない人は自分の状態に気づけない ･･･････････････ 096
  - 目標や計画立案について聴くときにはチャンクをアップ・ダウンさせる
    質問が効果的 ･･･････････････････････････････････････ 097

聴いてあげることが新たな決意につながる ································· 098
お悩みケース 13 脳外科の術前処置なのに鼠蹊部を剃毛してしまった ················ **099**
　▪ なぜ、こうなるの？ ··· 099
　　　注意事項が印象に残り、本論を見失う ··· 099
　▪ 解決につながる考え方・行動 ·· 100
　　　経験していることでも一度は同行指導で看護の質の管理を ··············· 100
　　　リフレクションで体験からの気づきの整理を ································· 100
　　　フィードバックで問題解決の支援を ·· 101

＊本書は隔月刊誌「Nursing Today」（小社刊）に掲載した連載「プリセプターお悩み相談」
　の記事に全面的な加筆・修正を行い、書き下ろし原稿と併せて編集、刊行したものです。

第 1 章

新人を育てる
自分も育つ

1

なぜ、新人教育に力を注ぐの？

1. 新人看護職員研修が国家的取り組みになった背景

長い間、日本の人材育成法は「仕事は見て覚える」「仕事は盗むもの」という模倣学習や観察学習が主流でした。言い換えればトライ＆エラーの学習方法です。学習者は失敗を体験し、そのなかから試行錯誤で仕事を身につけてきました。看護職の育成も長くそのように行われてきました。

医療安全の確保と新人の離職防止

しかし、1999（平成11）年に複数の**医療事故**が起こります。これを契機に**医療安全**が国の大きな課題となりました。2001（平成13）年から行われた厚生労働省による医療事故の調査では、**ヒヤリ・ハット事例**の約8割が看護師によるものであること★1、**経験年数1年未満の看護師**によるものが多いことがわかりました[1]。大きな事故やヒヤリ・ハットを起こした新人看護師はそのことがトラウマとなり、仕事を続けられずに早期離職するケースが多いことも明らかになりました。つまり「医療安全をいかに確保するか」「新人看護職の離職をいかに防ぐか」という側面から新人教育のあり方を見直す必要が生じたのです。

人材の確保："新人看護職員研修"は国の事業戦略

他方、2025（平成37）年★2には「人口に占める高齢者の割合が最も高くなる一方で、支える労働者の割合は最も低くなる」という極端な労働者不足が予測されるなか、2009（平成21）年時点では、これらを放置すると10年後にはベテラン看護師が極端に不足することが確実とされました。そのような危機への対策として厚生労働省は2010（平成22）年、看護職員確保の事業戦略を打ち出しました。以下がその3つの柱です。

★1
アメリカの調査では、与薬のプロセスでのエラーの発生率は医師・看護師ともに4割だが、医師のエラーの5割は患者への影響が未然に防がれているにもかかわらず、看護師のエラーのほとんど（98%）が患者に影響を及ぼしているとの報告がある。

★2
団塊の世代が後期高齢者（75歳以上）となる年。

- 新人教育の充実
- 看護補助者の活用
- ワークライフバランス

「新人教育の充実」が、国の看護職員確保という戦略の柱の1つに位置づけられたことがわかります。

新人の臨床実践能力を高める

1 | 看護職員研修ガイドラインの誕生

新人教育については、かねてより看護基礎教育卒業直後の能力と実際に臨床が期待する能力との間に大きな開き（乖離）があることが問題とされ、支援・充実のあり方が検討されていました。新人の能力向上が看護の質の向上、医療安全の確保、新人の早期離職防止、さらには人材確保につながることが期待されたことから、法整備が進められ、2009（平成21）年7月9日の国会で**保健師助産師看護師法**と**看護師等の人材確保の促進に関する法律**の改正案が可決、以下のような内容が法律に定められました。

❶ 看護師基礎教育は4年制を基準
❷ 助産師の臨床実習期間を6月から1年に延長
❸ 雇用者の専門職者への能力開発支援を努力義務化

この「❸」の「雇用者の専門職者への能力開発支援を努力義務化」を受けて同年12月には新人看護職員研修ガイドラインが提示されました。ここで示された新人教育を支援・充実させるしくみが新人看護職員研修なのです。 008頁参照

2 | お手本は新医師臨床研修制度

「新人看護職員研修ガイドライン」のお手本になっているのは、2004（平成16）年4月1日にスタートした**新医師臨床研修制度**です。同制度はプライマリ・ケアを中心とした幅広い診療能力の習得を目的に、2年間の臨床研修を義務化するものです。研修医は原則として残業が禁止されており、給与は国費（補助金）で月30万円を目安に支給されるなど、臨床研修期間中の生活の保障がなされています。

看護職の新人看護職員研修は「義務」ではなく「努力義務」にとどまっており、給与の支給こそありませんが、研修に関する費用の一部は補助を受けることができます。

2. 看護基礎教育における実習時間削減の影響

近年、新卒の看護職員が患者を受けもてるようになるまでには、以前に比べて時間がかかるようになりました。そのおもな理由は以下の3つです。

❶ 看護基礎教育での臨地実習時間が減った
❷ 在院日数短縮により、相対的に入院患者が重症化した
❸ 高齢社会で合併症患者が増えた

看護基礎教育における実習時間の削減は2度ありました。1990年代の初期にはチーム医療の推進に伴い、エビデンスに基づく看護実践が求められるようになり、講義時間を確保するため実習時間が削減されました[★3]。2000年代に入ると、無資格の看護学生が看護行為を行うことの責任（**法令順守**[★4]を含む社会的責任）が問われ、**実習の範囲や機会に基準**が設けられました。つまり、学生への実践指導に慎重になり実践経験が少なくなっているのですが、これに加えて入職後、新人看護師が受けもてる比較的軽症・安定期の患者が見当たらなくなったことも大きな要因となっています。

なぜ実習時間が減り、講義時間が増えたの？

1 │ 標準化に伴いエビデンス（根拠）がより重要に

医療の場で**エビデンス（根拠）**が重要とされ始めたのは、「国境なき医師団」の活動に象徴される医療のグローバリゼーションがあるともいわれています[2]。特に、1990年代に入ってからは米国において医療の専門性が高度に分化し協働がより重要となるなかで、医療の**標準化**が必要となりました。そして、標準化に際しては「明確なエビデンス」が求められました。

日本の医療現場では、インフォームド・コンセントや医療の透明性、説明責任が求められ、「エビデンス（根拠）に基づいた医療」の姿勢が要求され始めました。これらの流れは体験を通じた学びが中心だった看護基礎教育の見直しに大きく影響し、先のカリキュラム変更では講義時間が大幅に増加、実習時間は削減されたのです。

2 │ 多職種連携・チーム医療への対応

昨今は、**医療費削減**が叫ばれるなか、治療効果が明確でないものを省き効果があるもののみを医療に反映させる**クリティカルパス**[★5]が定着しています。ここでは「習慣的な考え方」ではなく「根拠に基づいた考え方」と「標準化」が重要になりました。また、政策として**多職種連携**が推進されていますが、「理学療法士の訓練内容」と「看護師の生活リハビリテーショ

★3 第二次カリキュラム改正。1989（平成元）年3月に行われ1990（平成2）年4月施行。

★4 compliance（コンプライアンス）の訳語。事業活動において法律を遵守すること。広くは、倫理や道徳などの社会的規範を守って行動すること。

★5 もともとはプロジェクトの全工程を最短時間で完了するための重要な作業経路のこと。この工程管理の手法を医療に応用したものもクリティカルパス（またはクリニカルパス）と呼ぶ。

ン」の連携不足などの問題が表面化するなど、ここでも標準化の必要が増しています。目標に対して手順の統一（標準化）をする際には、必ず「だれもが納得できる明確なエビデンス」が必要となります。手順の統一に限らず、医師に対して看護師がリーダーシップを発揮する際などにも、「経験則」のみでなく「明確なエビデンス」が必要です。

3｜意思決定を促すリーダーシップの発揮

エビデンスの重要性について、とある看護部長が経験談として話してくださった事例をご紹介しましょう。

> [事例：医師に患者の体位変換を促すケース]
> ● 手術室看護師Aさんの場合
> 　患者の右耳の手術中に、医師に「そろそろ体位変換させていただけますか」と申し出たところ、集中している医師は「駄目だ」とキッパリと返答し、Aさんは黙ってしまった。
> ● 手術室看護師Bさんの場合
> 　術前に、医師にあらかじめ「オペ後15分で体位変換すれば、褥瘡は99％予防できるとの学会報告があります」と情報を提供していたB看護師は、医師から"Yes"の返答を勝ち取り、術中に体位交換を行った。

Bさんはデータを示すなど論理的な働きかけをしたことで、医師に最良の意思決定を促すことができ、リーダーシップを発揮しました。このように、多職種連携の時代には「リーダーシップを発揮できる看護師」の存在が不可欠ですが、そのような看護職を育成するためにも、新人育成にかかわる担当者は新人に対して常にエビデンスを説明する必要があります。また、新人から求められれば当然説明できるようになっているか、そうでないなら一緒に明らかにする姿勢をもつことが大切です。

法令順守の時代の看護学生の実習事情

1｜看護技術の実施：3つの水準

2000年代以降に看護学生の実習に関して求められるようになった社会的責任としての法令順守とは、患者の権利としてのプライバシー保護（個人情報の保護に関する法律：個人情報保護法）や説明・同意（インフォームド・コンセント）などに関するものです。それらの議論のなかで、「無資格の看護学生に、なにを、どこまで、どのような方法で実習させてよいのか」が議論され、基準が設けられたのです。看護技術・看護行為の実施について**看護基礎教育における技術教育のあり方に関する検討会報告書**（平成15年3月17日）で下記のような区別がなされました。

- 水準1　教員や看護師の助言・指導により学生が単独で実施できるもの
- 水準2　教員や看護師の指導・監視のもとで実施できるもの
- 水準3　原則として看護師や医師の実施を見学するもの

たとえば、身体への侵襲度が高い「採血」は「水準2」になります。

2 | 看護技術はシミュレータなどで実施：少ない患者への実施経験

無資格者である看護学生が臨地実習をするにあたっては、下記の条件を満たす必要があります[★6]。

★6
法令「保健師助産師看護師法」を適用した考え方から。

- 患者・家族の同意を得ること
- 正当な目的を有すること
- 相当な手段・方法をもって行われること
- 法益の権衡(ほうえき けんこう)の原則[★7]を充足していること
- 行為の必要性があること

★7
その行為から生じた害が、避けようとした害の程度を超えないこと。ここでは、看護学生がその看護行為（看護技術の実施）をしなかった場合の害よりも、した場合の害のほうが小さい、という意味。

学生が看護技術の実習をするにあたり、これらの条件を満たすことはむずかしい教育機関がほとんどでした。そこで、たとえば先の「採血」は、看護基礎教育の場で**シミュレーション実習（演習）**にとどめ、**実際の患者への実施は資格取得後に職場で指導してもらうことを期待するようになった**という経緯があります（侵襲度から見た看護基礎教育の実習方法は**図1**を参照）。

しかし、「シミュレータ」と「実際の人間」では緊張感、血管の見え方、血管の弾力性、表皮から血管までの距離などの相違があり、真の意味での技術習得には至りません。資格を取得すれば採血の同意書は不必要ですが、実践の場では新人は緊張感からためらい刺しになったり、適切な血管を選べず動脈や神経を傷つける危険性が高かったり、血管内に針が収まったか否かがわからなかったりするなどの状態にあり、指導者には依然細やかな指導が求められています。

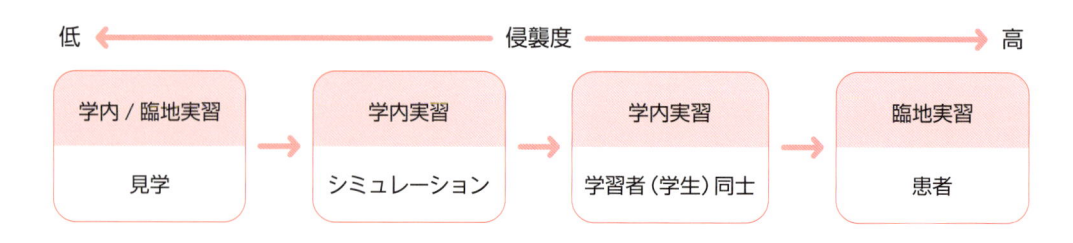

低 ←――――――― 侵襲度 ―――――――→ 高

学内／臨地実習	→	学内実習	→	学内実習	→	臨地実習
見学		シミュレーション		学習者（学生）同士		患者

図1　侵襲度から見た看護基礎教育の実習方法

3. トラウマを生じにくい意図的・段階的な育成の効果

　看護系大学・学部などの増加により、看護師資格取得者の数は増加しているものの、ライセンスをもちながら就労できない（しない）状態にある看護師は60万人近くいると推測されています。特に、新人のうちに大きな事故に遭遇したりヒヤリ・ハットを体験した看護師が看護の仕事から離れてしまうことが問題視されています。

1│段階的なトレーニングプログラムの効用

　このことは「水泳」の世界で考えると理解しやすいと思います。
　現代は、義務教育で水泳は必須の科目となっています。洗面器の中に顔をつけて水の中で目を開ける練習をし、次に十分に足がつく水位で水の中を歩く練習をします。そして、浮きをつけて浮く練習、ビート板を使います。さらにバタ足です。手を引いてもらい、手を離されても浮くことが確認できたら、いよいよ泳ぎ方を覚えます（段階的トレーニング）。しかし、以前は「泳ぎ」はだれに教えてもらうでもなく、海や川、湖などで泳いでいる人をまね、1度や2度は溺れそうになる経験を乗り越えて身につけていました（模倣学習）。

2│看護職も、新人がトラウマから辞めずにすむ育成を

　後者の模倣学習で泳げるようになる割合は30％程度、残りの70％は「水トラウマ」になるといわれています。「水トラウマとなる生徒をできるだけ出さず、より多くの生徒を泳げるようにしよう」との意図から、前者の段階的なトレーニングプログラムが行われています。段階的なトレーニングプログラムで泳げるようになる割合は80％といわれています。看護師の育成に置き換えると、今は**80％を優れた看護師として育ててゆかねばならない時代環境**にあります。

　このように見てくると、「なぜ、新人の育成に力を注ぐ必要があるのか？」ということが、少しおわかりいただけたかと思います。新人の育成に力を注ぐことは、私たちが安全に、健康的に、生活との両立を図りながら看護師として働き続けられる環境を、"自らの手で"勝ち取ることにもつながっています。

引用文献
1）嶋森好子：患者安全のために看護業務のリスクの低減化を図る，第127回日本医学会シンポジウム記録集，p.100, 2004.
2）荒川善治：医療におけるグローバリゼーション http://www.kyoto-chiropractic.com/essay4.com

2

だれが、どう新人を育てるの？

1. 皆で育てる　全職員が支え合う

　新人看護職員研修では、新人看護職員を支えるためには全職員が新人看護職員に関心をもち"皆で育てる"組織文化の醸成が重要だと謳い、新人看護職員を支援し、周りの全職員がともに支え合い、成長することをめざしています。

　所属部署では、直接の指導者はもちろんのこと、部署のスタッフ全員が新人看護職員を見守り、いく重ものサポート体制を組織として構築することが望ましいとされています。具体的には、たとえば図1のような組織体制が提案されています。

　図中の、新人看護職員の指導・支援にかかわる担当者について見てみましょう。

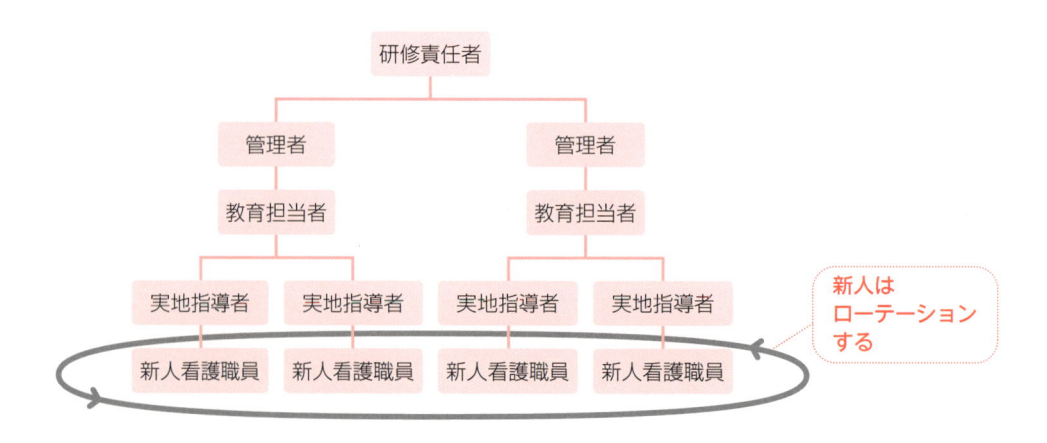

```
                    研修責任者
                   /         \
              管理者           管理者
                |               |
           教育担当者        教育担当者
            /    \            /    \
      実地指導者 実地指導者 実地指導者 実地指導者
          |        |        |        |
     新人看護職員 新人看護職員 新人看護職員 新人看護職員
```

新人はローテーションする

| 図1 | 新人看護職員研修の組織体制の例

表1 実地指導者に含まれる担当者の呼称の例

呼称	意味	定義・役割*	歴史的由来・呼称の使われ方
プリセプター（preceptor）	十分な経験や専門知識・技能をもった指導者	ある一定期間、新人看護職員1人に対してマンツーマン（同じ勤務を一緒に行う）で新人研修を担当する、決められた経験のある先輩看護職員。	アメリカで、研修医を指導するのに十分な経験・専門知識・専門技能を備えた指導医をさす呼称。これが新人看護師の指導者の呼称としても使われるようになった。導入当初は「エルダー」との混同もあり経験年数2〜3年目の先輩が担当したが、徐々に改善、より多くの経験をもつスタッフが担当するようになった。
チューター（tutor）	個人指導教官、教師	仕事のしかた、学習方法、悩みごとなどの精神面・生活面など広範囲にわたり相談を受けたり支援を行う、各新人看護職員に決められた相談相手。	イギリスの大学などで、教授に代わって、割り当てられた学生の学習支援などをする担当者の呼称だった。「学校での学びを臨床につなげる支援者」という意味で、看護領域でも新人指導に携わる担当者の呼称として使われている。
メンター（mentor）	信頼のおける相談相手、よき指導者	新人看護職員を援助し、味方となり、指導し、助言し、相談に乗る役割の指導者。	「トロイの戦い」（ギリシャ神話）に登場する王の親友メントル（メンター）が、王の留守中に王子の王様教育を代行して「よき相談相手」となったことから、上司に代わって後輩を指導する担当者の呼称になった。ただ、指導者教育のイメージから、「プリセプターの指導者」の意味で使われることも多い。

*新人看護職員研修ガイドライン改定版 p.6 表1中の「プリセプターシップ」「チューターシップ」「メンターシップ」の説明より抜粋、一部改変して筆者が作成。

2. 実地指導者とは？

新人の実践能力を指導・評価する直接の担当者

そもそも「実地指導者」とはなんでしょうか？

実地指導者とは、新人看護職員に対して、臨床実践に関する実地指導や評価などを行う直接の指導担当者です。

プリセプター、メンターなどの総称

これまでも、新人の指導やサポートにかかわる担当者は、さまざまな呼称で活躍してきました。代表的なものだけでも**プリセプター**、**チューター**、**メンター**などが存在します（**表1**）[★1]。

それぞれの呼称は、新人指導の目的や運営システムの相違から、施設により役割範囲や定義づけに少々の相違があります。が、いずれも新人の指導を任せられると年間計画から指導、評価、周囲への支援依頼までが役割となっていました。これらには「新人看護職員の実践能力を指導する」という共通性があります。実地指導者とは、そのような共通性をもつ方々すべての指導者をさします。

新人看護職員とは

ところで、新人看護職員研修ガイドラインの新人看護職員とは、免許取

★1
「エルダー」（elder：年上の者・先輩）の呼称もある。以前は新人看護職が入職すると病院の寮に入ることが多かったので、寮生活のなかで社会人生活全般にわたり指導する年齢の近い姉（elder sister）の意味から。同室の後輩を職場でも「うちの子」などと呼び熱心に世話をしたので呼称となった。

009

得後に初めて就労する看護職員（保健師・助産師・看護師・准看護師）のことをいいます。他施設などで看護職の経験がある人（キャリア新人などと呼ばれます）は「新人看護職員」とは謳われていませんが、それらの方々への指導・サポートの任もプリセプターをはじめとする実地指導者などが担うことが多い現状があります。そこで、本書では新たに入職した看護職経験者についても取り上げ、これを含む広い対象を「新人」と表記します。

3. どんな人が適しているの？

できれば10年前後の経験者がベスト

従来、現場では新人の指導者の条件としては、新人看護職員とフレンドリーにコミュニケーションを交わせる関係を構築できることを最優先としてきました。しかし、近年は10年程度のキャリアがあるほうがよいとも考えられるようになってきました[★1]。これは、2010（平成22）年以降、日本医療安全調査機構のモデル事業[★2]として**医療事故調査**[★3]が実施されるようになり、看護師が起こす**インシデント**の70％は経験年数10年未満の者によること、経験年数とともにインシデントの発生率は下がっていることなどが明確となり[1]、重要な根拠とされていることなどが背景にあります。

★1
新人看護職員研修ガイドライン改訂版では「看護職員として必要な基本知識、技術、態度を有し、教育的指導ができる者であることが望ましい」と示されている。

★2
診療行為に関連した死亡の調査分析事業。

★3
平成26（2014）年6月には医療事故調査制度が創設された。

4. 実地指導者はなにを教えるの？

新人看護職員研修では優れた看護師の基礎づくりを目的に、大きく以下のような方針が掲げられています。

❶無資格の看護学生時代には学べなかった看護実践能力を身につける
❷患者にとっても新人にとっても安全な環境で学ぶ
❸体験を通して継続的に看護を学ぶ意欲を培う

看護実践能力を身につける指導

特に「❶」については、看護師の基礎づくりに関して**臨床実践能力の構造**（図2）とともに、具体的な項目[★4]と**到達目標**が示されています。この到達目標に対する到達の目安は4段階あり、「できる」（指導がなくても自立して看護が実施できる）「指導の下でできる」「演習でできる」「知識としてわかる」となっています。1年以内に1人でできることを求めていない項目や、指導の下でできるまでに1年を超えても差し支えない項目があることもポイントです。2014（平成26）年の改訂では技術的側面に「死亡時のケアに関する技術」が追加され、項目には「死後のケア」が設けられました。

★4
「看護職員として必要な基本姿勢と態度」16項目、「技術的側面：看護技術」70項目、「技術的側面：助産技術」28項目、「管理的側面」18項目。

看護技術を支える要素
1. 医療安全の確保
   ①安全確保対策の適用の判断と実施
   ②事故防止に向けた、チーム医療に必要なコミュニケーション
   ③適切な感染管理に基づいた感染防止
2. 患者及び家族への説明と助言
   ①看護ケアに関する患者への十分な説明と患者の選択を支援するための働きかけ
   ②家族への配慮や助言
3. 的確な看護判断と適切な看護技術の提供
   ①科学的根拠(知識)と観察に基づいた看護技術の必要性の判断
   ②看護技術の正確な方法の熟知と実施によるリスクの予測
   ③患者の特性や状況に応じた看護技術の選択と応用
   ④患者にとって安楽な方法での看護技術の実施
   ⑤看護計画の立案と実施した看護ケアの正確な記録と評価

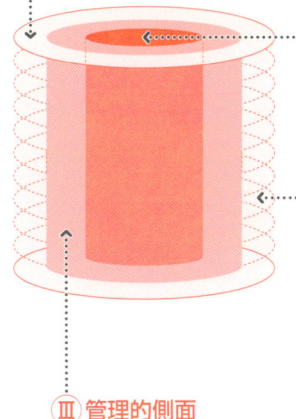

Ⅰ 看護職員として必要な基本姿勢と態度
①看護職員としての自覚と責任ある行動
②患者の理解と患者・家族との良好な人間関係の確立
③組織における役割・心構えの理解と適切な行動
④生涯にわたる主体的な自己学習の継続

Ⅱ 技術的側面
①環境調整技術　　　　⑧与薬の技術
②食事援助技術　　　　⑨救命救急処置技術
③排泄援助技術　　　　⑩症状・生体機能管理技術
④活動・休息援助技術　⑪苦痛の緩和・安楽確保の技術
⑤清潔・衣生活援助技術　⑫感染防止の技術
⑥呼吸・循環を整える技術　⑬安全確保の技術
⑦創傷管理技術　　　　⑭死亡時のケアに関する技術

Ⅲ 管理的側面
①安全管理　　⑤災害・防災管理
②情報管理　　⑥物品管理
③業務管理　　⑦コスト管理
④薬剤等の管理

＊Ⅰ、Ⅱ、Ⅲは、それぞれ独立したものではなく、患者への看護ケアを通して統合されるべきものである。

| 図2 | 臨床実践能力の構造(新人看護職員研修ガイドライン改訂版)

ローテーションで自部署の業務を指導

　これらの広範な能力を身につけるには、いくつかの部署を**ローテーション**して経験を通じた学習をする必要があります。実地指導者は当該部署で新人が習得すべき業務として決定されていることを拾い上げて指導します。

　なお、**医療機能の分化**[★5]が進むなかで「救急外来がないのでトリアージが学べない」などの場合には、近隣の施設で実習を受けることになります。したがって、実地指導者は時として、他の施設の新人の指導を担当することもあります。

★5
患者の状態に応じて提供する機能を分けていこう、という国の施策。高度急性期、急性期、回復期、慢性期に分かれる。

5. 教育担当者／研修責任者とは？

　教育担当者とは、看護部門の新人看護教育の教育方針に基づいて、各部署で実施される研修の企画・運営を中心となって行う担当者です。実地指

011

| 表2 | 研修責任者・教育担当者が行っていることの実際（筆者の聞き取り調査より）

	研修責任者が行っていること	教育担当者が行っていること
Plan （計画）	・研修到達目標の提示＆到達レベルの目安の提示 ・研修期間の設定とローテーションルールの設定 ・年間研修計画とスケジュールの設定 ・各科実習計画への指針の提示と助言 ・シミュレーショントレーニング等研修計画の立案 ・教育担当者研修の計画立案 ・実地指導者研修の計画立案 ・補助金申請等資金調達計画の立案	・指導計画の立案 ・個別の指導計画のサポート ・集合教育等への参加計画の立案
Do （実行）	・新人看護職員の入職時の状況把握（面談、アセスメント調査） ・院内の各部署視察学習の実施 ・主要業務スキルシミュレーショントレーニング研修の実施 ・新人のメンタル管理 ・問題発生時の解決支援 ・教育担当者会議の開催とサポート ・実地指導者会議の開催とサポート ・新人看護職員会議の開催とサポート ・看護師長会議への提案	・定期的な面談でさまざまなサポート ・技術のシミュレーショントレーニングや初期指導 ・人間関係の葛藤発生時の話し合いの場づくり ・チームメンバーとの協働関係づくり ・指導者が不在になるときなどの手配 ・提出物などへの指導 ・部署内のプリセプター会議、プリセプティ会議の運営 ・伝達講習会の開催
Check （評価）	・到達目標、到達レベルの測定 ・活動内容の測定 ・結果のフィードバック	・新人の習得度のアセスメントの支援 ・計画の進捗状況の調査 ・評価面談の実施
Action （処置・改善）	・測定結果から目標、計画の妥当性の分析と考察 ・到達目標・到達レベルの改善提案 ・教育委員会への協力要請 ・各科管理者への要請 ・看護部長への院外研修などの要請	・上司に伝えられていない問題の解決提案、調整 ・新人が習得できていない技術習得の場の手配 ・計画から現状がずれたときの目標達成に向けた調整、修正活動

導者に対して、実地指導の助言や指導を行います。また、新人看護職員への指導や評価も行います。**研修責任者**とは、施設と看護部門の教育方針に基づいて、教育担当者・実地指導者・新人看護職員の研修プログラムの策定や、企画・運営に対する指導や助言を行う、新人看護職員研修に関する責任者です。

　施設の規模などにより、体制は異なります。たとえば、研修責任者が教育担当者の役割を兼ねる場合や、研修責任者・教育担当者・実地指導者を1人で兼任する場合があるなど、さまざまです。

　ちなみに、研修責任者と教育担当者がどのような役割を果たしているかを聞き取りPDCAサイクルに沿って分類した結果が**表2**です。

6. 新人育成にかかわる指導者の2つの大きな役割機能

　このようななかで、実地指導者をはじめ新人育成にかかわる指導者には大きく以下の2つの役割機能が期待されています。

看護や仕事の質の管理　　　　　　　　　経験学習の支援

```
        Plan                    情報提供        経験
                                など  →              ← 内省を促す
   Action    Do                                        質問など
                              工夫              振り返り
        Check                     次の経験への          承認や
                                  準備の     概念化   概念化への
                                  促しなど              まとめなど
   PDCAサイクルをまわす          経験学習サイクルをまわす
```

| 図3 | 新人育成にかかわる指導者に求められる2つの役割機能
（右図の出典：コルブの経験学習サイクル（松尾睦による修正モデル〔松尾睦：「経験学習」入門, p.57 図表2-3, ダイヤモンド社, 2011〕）をもとに筆者が改変, 作成）

❶看護や仕事の質の管理
❷経験学習への支援

　2つの役割機能は、**図3**のようになります。右図のもとになる**コルブの経験学習モデル（サイクル）**については後述します。　020頁参照

看護や仕事の質の管理

　よく「どのような小さな変化でも報告をするようにと命じたのに、報告がない」と、先輩が新人を責めることがあります。　[お悩みケース1]参照　しかし、多くの場合新人は「変化が起きている」「異常事態だ」ということ自体に気づけていない"未熟な状態"のように感じます。
　また、経験不足から、突発事態に臨機応変な対応をすることは困難です。たとえば患者から突然「私は治るのかしら…？」と聞かれ、「私はお答えいたしかねますので医師にお聞きください」と対応して患者の信頼を失い拒否されるなど、自信を失ってしまう事態が起きます。
　指導者は、事が大きくなる前に「なにか心配なことがありましたか？」とすかさずフォローを入れて、患者の気持ちに寄り添うことが大切です。

経験学習への支援

　指導者に期待される大きな役割の1つが、新人の経験を通じた学習（**経験学習**　020頁参照）への支援です。**図3**の右図のように「経験」に際して情報提供などを行うほか、「振り返り」「概念化」「工夫」というサイクル（経験学習サイクルといいます。本章4節で解説します）をまわします。
　たとえば、患者情報の収集のために、複数の患者のベットサイドへ伺う

013

指導者に同行・見学学習をした新人に、「見学をしてみていかがでしたか？」と、振り返りのための質問を投げかけると、「患者さんごとに質問が異なることに気づきました」と、内省することができました。このような気づきがあったら、指導者は「よい気づきがありましたね」と承認をしたあとに、「Aさんは術前、Bさんは術後でした。どんな違いがありましたか？」と、概念化に向けて体験から得たことを聞きながらまとめてあげるなどの支援が重要です。

　最後に「もし明日、あなたが情報収集するとしたら、どのような質問でなにを聞き出しますか？」などと次の経験への準備をさせることで、経験学習の支援の役割が完結します。

　これだけの役割を遂行するには指導者にもトレーニングが必要です。本書ではそのために必要な知識や技術、姿勢、行動などが無理なく学べるように、ヒントとなるロジカルな考え方と具体的なかかわりを示して解説します。

引用文献
1）日本医療機能評価機構：医療事故情報収集等事業平成26年年報, p.155-156, 2015.

参考文献
1）松尾睦：「経験学習」入門, ダイヤモンド社, 2011.

3

新人と自分の努力だけでは解決できない課題もある

1. サポート体制のもとで課題と向き合う

　だれにとっても安全な環境のもとで人材開発を推進することは、私たちに期待される当然の使命です。その使命を果たそうとするとき、私たちは必ず克服しなければならないさまざまな課題に直面します。そのなかには、新人と実地指導者など当事者の努力だけではどうにもならない課題が含まれています。新人看護職員研修では、直接の指導者だけに負担がかからないようサポート体制（構造）を整えることが示されています。 008頁参照

チーム活動をするための管理ビジョン

　ここで大切なのが**管理ビジョン**です。管理ビジョンとは、部門の将来の状態についての展望を意味します。「使命」が行動規範のサブ要素をもつのに対し、「ビジョン」は価値観のサブ要素をもちます。研修責任者 012頁参照 が中心となって、活動のミッション（使命）に対する課題を整理し、**仕事の管理**の側面から役割分担を示した**組織構造**の視点と**運営ルール**の視点からどのように改善策を講じるかを検討します。また、**人の管理**の側面から、チームの育成の考え方（**集団の文化**）に対してどのようにリーダーシップを発揮するか、個々の能力（**独自能力**）をどのように活用するか、なども検討します。

1　採血に失敗したときは何回で先輩に代わってもらうのか？

　具体的な例で見てみましょう（図1：016頁）。

[事例：新人と自分だけでは解決がむずかしいケース]
- 頑張り屋の新人が、高齢の患者の採血に10回もチャレンジして問題となった

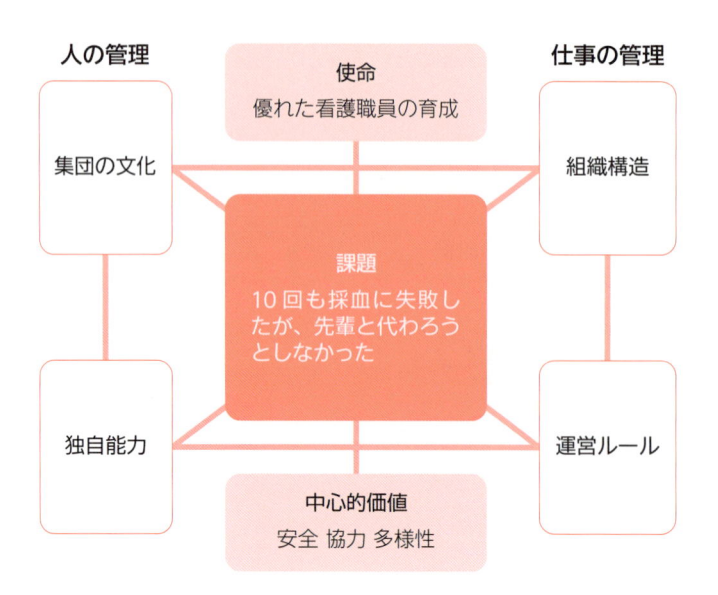

```
              使命
         優れた看護職員の育成
人の管理                      仕事の管理

集団の文化                      組織構造

              課題
         10回も採血に失敗し
         たが、先輩と代わろう
         としなかった

独自能力                       運営ルール

            中心的価値
           安全 協力 多様性
```

| 図1 | 管理ビジョンの例

ダメージを受けた患者が最も気の毒ですが、当事者である新人も指導していた実地指導者もともに傷つき、病院の信頼にもかかわりかねないケースです。採血の際に10回もためらい刺しをしたとなると、職場のだれしもが「もっと早く先輩に代わるべきだ」と考えるでしょう。

しかし、では具体的に「何回で」先輩に代わっていただけばよいのでしょうか？

2 | 運営のルールづくりで解決

その判断は、患者が高齢で血管の状況が悪い場合、「代わる先輩が必ず1度で成功できる人」であるかどうかなどの状況によりけりです。また、先輩それぞれの価値基準によっても異なります。「プロなのだから、最後まで新人が頑張るべき」という職場文化（組織風土）である場合は、新人は混乱します。したがって「"安全"な看護を提供する」という中心的価値のもとに「採血は○回失敗したら先輩に代わる」という運営上のルールを、研修責任者を中心に十分に話し合って決めることが重要です。

筆者が聞く限りでは「1〜2度失敗したら先輩と代わる」と決めている病院が多いようです。「1回で？」と少々驚く方もおられますが、高齢者の血管の状態を考えるとそのようになるようです。

実地指導者が新人を支援・指導するにあたっては、自部署の管理ビジョンの上に運営ルールとして示されることが重要です。

2. 指導手法の基本フローを共有しよう

指導者は、**新人の成長段階に合った指導手法で成長支援をする**ことが大切です。従来は、新人が「○○を体験したことがある」「△△はシミュレーションで学んでいる」などと知ると、指導者は「できる」と判断し、任せてしまうことが多かったようです。[お悩みケース5, 13]参照
が、その判断は現状とはかけ離れたものです。

学んだと聞いていたのに…

1 │ 場所や道具が変わるとスキルが発揮されにくい

たとえば、次のようなことが頻繁に起きます。

> [事例：学んだはずなのにできないケース]
> - 学生時代に何度も経験した血圧測定をさせたところ、新人はマンシェットを裏返しに巻いている
> - 簡易心電計の使用法をシミュレーション訓練でシッカリ学べていた新人に、1週間後、実際に実施させたところ、電源を入れても波形が現れず…。理由を調べると、電極のテープを剥がしていなかった。

十分な訓練を積んでいない場合、「場が変わる」「道具が代わる」などの状況変化により、もっているスキルを発揮できなくなります。[お悩みケース9]参照
この事例はそのことを物語る典型的なものです。

2 │ 指導手法を運営ルールとして決めておく

そこで、仕事のスキルを身につけるための**指導手法**に関しても、**図2**のように「運営ルール」として決めておき、新人と「フローのどのStepから始めるか」をあらかじめ相談しておきましょう。

今回のような事例では「Step4」（同行実践）からであれば問題はないと考えられます。しかし、指導者同士でその判断に相違が出る場合もあります。そのようなときは、教育担当者を交えて**事例検討会**を開催してコンセンサスを取ることが大切です。この話し合いの機会が、いずれはチームの独自の判断基準を形成してゆきます。まさに**集団の文化の育成**につながります。

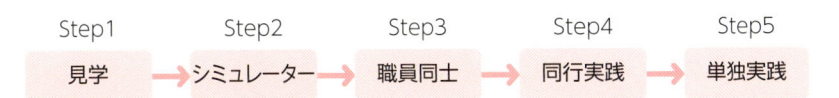

Step1	Step2	Step3	Step4	Step5
見学 →	シミュレーター →	職員同士 →	同行実践 →	単独実践

│ 図2 │ 運営ルールとして決められた指導手法のフローの例

3. キャリア台帳を作成しよう

　新人看護職員研修の期間は1年とは限りません。3年間で到達目標をクリアするという計画である場合もあります。そのような場合、1年ごとに異動をしながら仕事の幅を拡大してゆくことから「前の部署でどの仕事について、どのレベルまで習得してきたか」という**キャリア台帳**をつくることで効果が上がります。短期間ローテーションの場合には見学だけで終了させてしまうことがあるので、キャリア台帳を作成しておけば指導手法のチョイスに失敗することが少なくなります。これは**個別性**に対応するための運営ルールづくりです。

　キャリア台帳活用の手順は以下の通りです。

❶ 項目ごとに「技術を経験したことの"アル／ナシ"」(「経験がある」「経験がない」) をチェックする
❷ 「経験がない」とチェックされた項目を整理し、個々のキャリア台帳に記入する
❸ 「経験がある」とチェックされた項目について、実地指導者と教育担当者がともに評価し、キャリア台帳に記入する
❹ 評価内容は新人にフィードバックをする
❺ キャリア台帳をもとに、実地指導者が教育担当者・新人とともに指導計画を立案する

4. 違和感に対応できる個人と集団の育成

　私たちは新入職員を迎えるたびに、少なからず価値観の相違に葛藤を抱えます。たとえば次のようなものです。

- 「今どきの若者は指示されないと動けない」
- 「生活者として自立していない若者を、看護者として育てるのは困難だ」
- 「他産業の経験者から看護職にスイッチした人は、価値観が異なり指導しづらい」
- 「介護士から看護師になった人は、視点が異なるから困惑する」

　しかしながら、今や医療界も多職種連携が求められることに加え、多様な背景をもつ看護職が入職してくる時勢でもあるなど、多様性を取り込める力が求められています。[お悩みケース4]参照

違和感に「反応」するのではなく「対応」する

ここでのポイントは

- 違和感に「反応」するのではなく、違和感に「対応」する能力を育成すること

です。事例で見てみましょう。

[事例：自分の注意に反発された]
　転職してきた既卒新人看護師に「手順を守らない」と注意したら、「前の職場でのやり方のほうが早くできるのですが」と反発された

ここでの違和感に「反応」することと「対応」することの違いは、たとえば次のようなものです。

[違和感に「反応」した例]
- 「ここにはここのやり方があります」と反論し、言い負かそうとする
- 「だから既卒は困る」と、心のなかで呟（つぶや）く
- 「そうなのね」と思い、見なかったことにする

[違和感に「対応」した例]
- 「それでは一度、貴院の手順で実施していただき、そのうえでそれぞれのやり方のメリットやデメリットを洗い出してみたいのですが、いかがでしょうか」

　違和感に「対応」するとは、端（はな）から「自院のやり方が一番よい」などとは決めつけず、取り込めることは取り込む姿勢をもつことをいいます。[お悩みケース4] 参照　最終的には「それぞれが異なる進め方をすることは"不便"」との共通認識に至ることが重要です。間違っても「どちらが正しいのか」という視点で話さないことが大切です。
　このような、取り込めることは取り込むという姿勢をもった「対応」が「集団の文化」（組織風土）として定着したとき、「違和感」は「知的満足感」へと変化するはずです。

4 成長段階に応じて経験学習を支援する

1. 経験学習とは？

本章2節で、新人育成には経験学習への支援が重要であると述べました。013頁参照

そもそも、経験学習とはなんでしょうか？

経験学習とはひとことでいうと経験から学ぶということです。松尾によれば、**経験**とは「人間と外部環境の相互作用」、**学習**とは「経験によって、知識、スキル、信念に変化が生じること」であり、そして**経験学習**は「個人が社会的・文化的な環境と相互作用するプロセス」であるとされています[1]。

成人の能力開発の70%以上は経験によって説明できるともいわれており[2]、私たちが日常的に仕事で使っている能力の多くは仕事を通じた経験から得ているといえます。

ここでは「経験学習を支援する」とはどのようなことかを確認しておきましょう。

コルブの経験学習モデル（サイクル）

コルブ（D.A Kolb）によれば、人は経験をし（Concrete Experience：具体的な経験）、その内容を振り返って内省することで（Reflective Observation：内省的な観察）、得られた教訓を概念化して（Abstract Conceptualization：抽象的な概念化）、新たな状況に適用する（Active Experimentation：積極的な実験）ことで学習する、といいます[3]。このサイクルを**コルブの経験学習モデル**（**サイクル**）といいます（図1）。また、何回も繰り返すことで学びが成熟しますが、いずれかの段階にこだわって立ち止まり、学習が成立しないことがあるとも説明しています。学びの成熟・発展は、**図2**のようならせん状のイメージです。

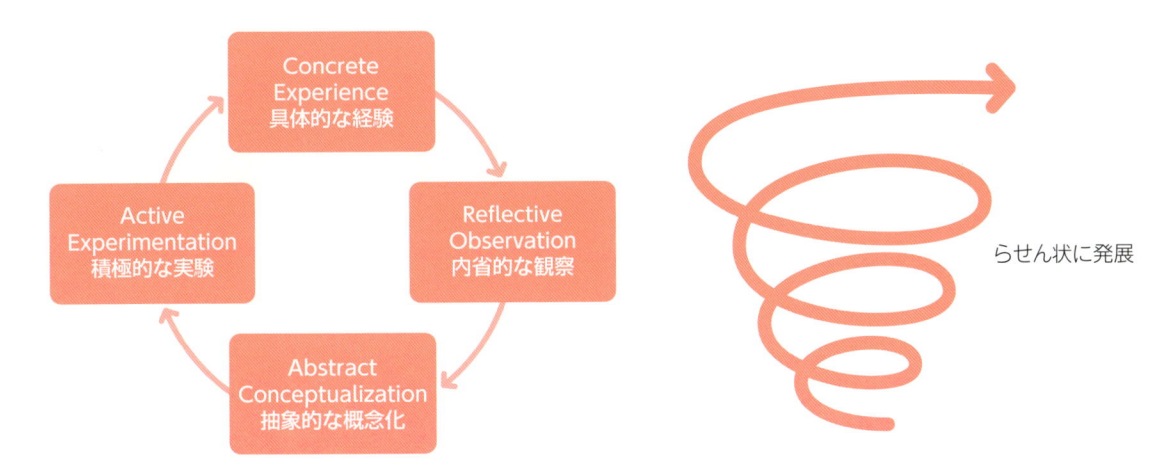

| 図1 | コルブの経験学習モデル（サイクル）

（出典：松尾睦：経験からの学習 プロフェッショナルへの成長プロセス，p.63，同文舘出版，2006．）

| 図2 | 学びが成熟・発展するイメージ

らせん状に発展

| 表1 | 経験学習のプロセスと指導者のかかわりの関係

プロセス		学習内容	指導者のかかわり
Concrete Experience（具体的な経験）	経験（仕事）	五感で学び取る	・学習の準備をする ・お手本を示す ・能力不足を補完する
Reflective Observation（内省的な観察）	振り返り	五感で感じ取ったことを話す，記述するなどして自己観察による学習をする	・「なにを感じたか」「なにを考えたか」などの質問と傾聴で内省学習を支援する
Abstract Conceptualization（抽象的な概念化）	概念化（仮説立て）	カテゴライズした内容を構造化し，意味の読み取りをする	・学習者が体験から得たことを整理する ・整理した情報にラベルを貼る ・関連性を見つけ構造化する ・気づきをどう活用するか仮説を立てる
Active Experimentation（積極的な実験）	工夫（仮説の適用）	経験からの気づきを次のチャレンジの機会にどのように活かすかを考える	・仮説の適用を助け，工夫に誘う

　そこで，実地指導者の役割は「ある段階で立ち止まっている学習者の背中を押す」ことにもあります。

　経験学習サイクルの各プロセスとそれぞれの学習内容，指導者のかかわりの関係は**表1**のようになります。

2. 成長とはどのような段階を経るの？

技能の熟達のためのステップ

1 | ドレイファスの5段階モデル

　1983年，**ドレイファス兄弟**による人間の技能の熟達の過程についての

表2 | ドレイファスの技能熟達の5段階モデル

熟達の段階	認知的能力			
	個別要素の把握	顕著な特徴の把握	全体状況の把握	意思決定
1. 初心者	状況を無視	なし	分析的	合理的
2. 上級ビギナー	状況的	なし	分析的	合理的
3. 一人前	状況的	意識的選択	分析的	合理的
4. 上級者	状況的	経験に基づく	全体的	合理的
5. 熟達者	状況的	経験に基づく	全体的	直感的

最低10年 ↓

(出典：松尾睦：経験からの学習 プロフェッショナルへの成長プロセス, p.41, 同文舘出版, 2006.)

研究が発表され、チェスプレーヤーや航空パイロットに関する調査をもとにした技能熟達の5段階モデルが示されました（**表2**）。

2 クリニカルラダー

ドレイファスモデルに深く感銘を受けたベナー（P.E. Benner）は著書中でこれを紹介、現在は日本の多くの医療施設で看護職の臨床実践能力の育成・評価ツールの1つ**クリニカルラダー**として活用されています。

本書では、筆者がまとめた看護職の場合の5つの熟達段階のポイントと特徴的な内容を挙げておきます（**表3**）。

表3 | 5つの熟達段階のポイントと特徴的な内容（看護職の場合）

熟達の段階	ポイント	特徴的内容
初心者	手順書を必要とする	・経験をほとんどもたない。そのために「嚥下状態やや良好」などのような抽象的な表現ではなく、「水飲みテストで○レベル」などのような、文脈に左右されないマニュアルを与えられることで業務を遂行することができる。
上級ビギナー	問題解決の当事者意識が低い	・手順に従って仕事を進めることができる。ルーティンに進められない状況が起きたときに、少しだけルールから離れることはする。 ・一方で、「原理原則に基づいて問題解決を自ら行う立場にはない」と思っている。 ・「どうすればよいですか。教えてください」のような単純質問が多い。 ・問題の処理に時間がかかる。
一人前	問題解決ができる	・問題を探し出しリスクを推測して手を打つなど、早期の問題解決ができる。 ・しかし「問題のどの部分に着眼すればよいか」の絞り込みには経験が不十分な状態。そのため、「これに関しては、このようにしてよいですか」などの確認質問を指導者にしてくる。
上級者	自己補正が可能となる	・十分な経験と判断力を備え、経験からパターンをつかみ、リスクを予測し、問題解決をしながら仕事を進めている。 ・セルフリフレクションや他者の経験に学ぶことなどを通し、独自のやり方を創出できる。
熟達者	直観で動く	・十分な経験を積み、理屈抜きの直観で状況を見抜き、重要部分とそうでない部分を直観で把握できるため、迅速に状況に合った方法を選択して対処する。

3. 成長段階に応じた指導者のかかわり方

優れたトレーニングの3要件

エリクソン（E.H. Erikson）は、各領域で一人前になるには5年、熟達者になるには最低でも10年以上の経験が必要だと述べています。そこではいかに「よく考えられた練習」を積んできたかが重要とされるといいます。よく考えられた練習の要件は以下の3つとしています[4]。

❶ 適度にむずかしく明確な課題が与えられ続ける
❷ 行ったことへ必ずフィードバックがある
❸ 繰り返し体験することで、誤りを修正できる機会を与えられる

新人育成においても、新人がこのような練習（訓練・トレーニング）ができるようにかかわることが大切です。[お悩みケース8]参照

本人からの報告・連絡・相談で指導できるのは「レベル4」から

1│5つのレベルごとのかかわり（初心者～一人前）

新人看護職員研修の場合には、「初心者」から「一人前」までの3段階を到達目標に応じてさらに細分化して5つのレベルに分けたほうが、新人へのかかわり方が考えやすくなります（図3）。

まず、経験がない「レベル1～2」は手順書に基づいて教える指導を、ある程度の経験を積むことで基本的な進め方を理解している「レベル3～5」では「考えさせる指導」「気づかせる指導」を展開します。また「レベル3」までは状況判断ができない状態ですから**同行指導**が基本です。本人からの**報告・連絡・相談**で指導することができるのは「レベル4」からです。それまでは、どのような状況で報告・連絡・相談をリクエストするのかをあらかじめ決めておいたり、報告・連絡・相談ができる前提としての関係

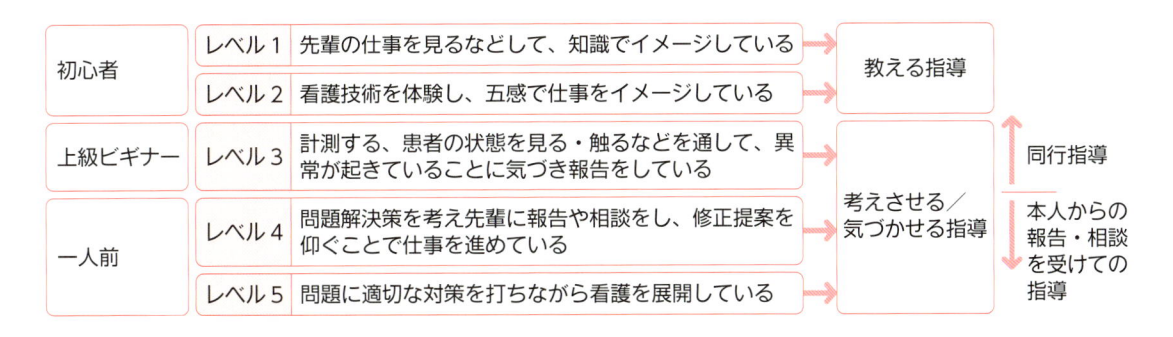

段階	レベル	内容	指導	
初心者	レベル1	先輩の仕事を見るなどして、知識でイメージしている	教える指導	同行指導
	レベル2	看護技術を体験し、五感で仕事をイメージしている		
上級ビギナー	レベル3	計測する、患者の状態を見る・触るなどを通して、異常が起きていることに気づき報告をしている	考えさせる／気づかせる指導	
一人前	レベル4	問題解決策を考え先輩に報告や相談をし、修正提案を仰ぐことで仕事を進めている		本人からの報告・相談を受けての指導
	レベル5	問題に適切な対策を打ちながら看護を展開している		

図3　初心者～一人前を5つに分けたレベルと指導者のかかわり

づくりなどが大切です。［お悩みケース1, 11］参照

2｜成長段階ごとの報告・連絡・相談のしかたの違い

なお、報告・連絡・相談のしかたにも成長段階ごとに違いがあります。

ルーティンに進められないことに気づいた「レベル3」の新人は単純質問をしてくるでしょう。たとえば「教えてください」というような質問です（表3）。これには「ハイ、わかりました」などと受け止めることが大切です。「なんでも聞いて済ませようとする」などと叱ると、質問しない新人になりかねません。「レベル4」の新人は確認質問が多くなります。「Aさんの刻み食はこの大きさでよいですか？」などの質問です。このような質問には単に「OK」と答えるのではなく「指示は細刻み食ですね。この大きさでOKです」などと、筋道立てて回答しましょう。「レベル5」になると「○○をしておきましたが、それでよかったでしょうか？」などの事後承諾の形式が多くなります。

引用文献
1 ）松尾睦：経験からの学習 プロフェッショナルへの成長プロセス, p.10, p.62, 同文舘出版, 2006.
2 ）前掲書1）p.1.
3 ）前掲書1）p.62-63.
4 ）前掲書1）p.38.

5 指導に必要なツールとスキル

1. 仕事を教えるためのツール

今日の現場での仕事の教え方（OJT）のフローは、**アレン**（C.R. Allen）の4段階職業指導法がベースになっているといわれています。従来の「見て覚えろ。仕事は盗め」という徒弟制度ではなく、「やって見せ、説明し、やらせてみて、評価（修正指導）する」指導法として、第一次世界大戦下に開発されたものです。これは、その後の企業内訓練（TWI：Training Within Industry）につながったともいわれます。

| 表1 | アレンの4段階教授法をベースにしたフレームワークと基本フローの例 |

学習の準備をする	・指導者自身が「なにを、いつまでに、どのレベルまで指導するか」を確認する ・学習者（新人）の緊張をときほぐし、業務、学習の準備をさせる ・「なにを、いつまでに、どのレベルまで行うか」を説明する ・「すでにできること」「すでに知っていること」を確認し、指導ニーズを把握する ・業務や学習に主体的になれるよう、動機づけをする ・最後に再度、自己の安全や準備の確認をさせる
説明する	・「学習する業務の全体像」をイメージさせる ・知識を系統的に覚えられるように説明する ・指導者自身が実際にやって見せる ・ポイントを強調する
任せる	・学習者に実際にやらせてみる ・最初は、させながら手順やポイントを説明する ・新人の主体性を尊重し、危険な状況がない限りできるだけ任せる ・間違いやあいまいな点を繰り返し体験させ、誤りを修正させる ・相手のレベルにムリがあると思ったら交代をする
振り返る	・「よくできた点」「努力の必要な点」をリフレクションする ・「成長している点」「頑張った点」をフィードバックする ・「気になった点」も率直にフィードバックする ・「次回は今回の気づきをどのように活かすか」を考えさせる ・次回に向けて励ます

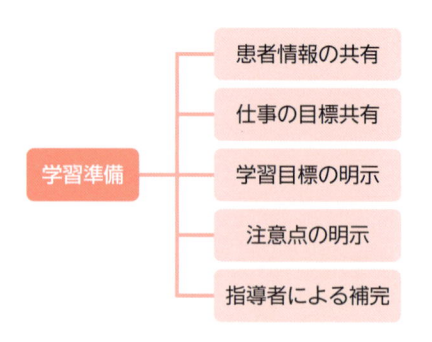

```
学習準備 ─┬─ 患者情報の共有
          ├─ 仕事の目標共有
          ├─ 学習目標の明示
          ├─ 注意点の明示
          └─ 指導者による補完
```

| 図1 | 学習準備の5項目

2. 学習準備の内容を統一するためのツール

　　　指導者は指導に入る前に、**学習準備**として**図1**の5点を自ら整理し、学習者（新人）と共有します。学習準備のしかたや注意点の説明のしかたには工夫が必要です。 お悩みケース5, 9, 10 参照

3. 学習準備の判断基準の統一を図るツール

　　　学習準備の判断基準をチームとして統一するためのツールについて、以下の事例で見てみましょう。

　　[事例：オプサイト®（ドレッシング剤）の貼り換え]
　● 80歳の患者の左腕内側に、幅3ミリ長さ2センチの傷があります。現在、湿潤はなくオプサイト®を貼って保護しています。が、患者から「端が剥がれているので、貼り直してほしい」との訴えがありました。

　　「到達レベル1〜5」 023頁参照 　の学習準備について検討し合った内容を、参考までに**表2**に示します。このようなツールをいくつか使い事例討議で学習準備を行うことにより、**チームの判断基準の統一を図るトレーニング**につなげましょう。

4. 仕事を教えるとは「組織文化の伝承」

　　　新人は「職場の仕事のやり方の継承者」となります。指導者は仕事の**手順**のみならず、**仕事のコツ・急所**までも知らせる必要があります。**図2**（027頁）などは先輩たちが失敗を重ねながら身につけた知恵を図示した例で

| 表2 | 学習準備の内容の検討例（到達レベル1〜5） |

	到達レベル1	到達レベル2	到達レベル3	到達レベル4	到達レベル5
患者の状況	80歳の患者の左腕内側に幅3ミリ長さ2センチの傷があります。現在、湿潤はなくオプサイト®（ドレッシング剤）を貼って保護していますが、患者から「端が剥がれているので、貼り直してほしい」との訴えがありました。				
仕事の目的	1. 創傷管理をする ・傷の観察をする ・異変を予測し適切な処置をする 2. ドレッシング剤による皮膚の損傷を予防する				
学習目標	見学を通して ①ドレッシング剤の特性や使用目的、取り扱い上の注意点を理解する ②剥がし方、貼り方の手順を見て学ぶ ③皮膚の観察ポイントや観察の進め方を見学により学ぶ	体験をする ①ドレッシング剤を実際に貼り換え、取り扱いに慣れる ②ドレッシング剤を実際に剥がす体験をする ③皮膚や傷口のチェックリストで確認してみる	変化に気づける ①ドレッシング剤の貼り換えが必要か否かを判断する ②皮膚の異常のあるなしを判断する ③傷の状態に変化が起きているかどうかを判断する	先輩と看護計画を立案する ①トラブル防止のための選択肢を出す ②トラブルに対しドレッシング剤の再選択など対処策を検討する ③貼り換えの時期など創傷管理の計画を立てる	看護計画を立てる ①計画をチームに説明し、協力を得る活動を経験する ②状況に応じてタイムリーに修正・調整活動を体験する ③ドクターに異変の報告をし、指示を得る働きかけをする
注意点	患者の気をそらせない ①皮膚の状態を見て感想を述べない ②患者の目の前で学習メモを取らない ③介助者の一員としての姿勢で観察し、ゴミなどの適切な処理は一緒に行う	リスク回避として ①ドレッシング剤は上にもち上げるように剥がさない ②うまく剥がれないときには剥離剤を使用し、無理に剥がそうとしない ③直接傷に触れない	少しでも変化があれば報告をする。たとえば ①テープの大きさなど不具合な点に気づいたとき ②発疹や傷口の湿潤、患者の訴えなどに気づいたとき ③ケアの最中の患者の表情の変化や訴えがあったとき	①ケアの方法を変更する際には実施前に報告をし、話し合う ②大丈夫だと思っても小さな変化に関しては指導者に報告をし、ともに考える ③患者の訴えを受け止め、対処策については指導者と考える	①メンバーへの説明時は、事実と判断を区別して伝える ②自分が経験したケースとは異なると感じたら、すぐに報告をする ③ケア実施後は速やかに内容を報告し、振り返り学習をする
指導者が補完すること	①患者への紹介と同意 ②新人看護師の立ち位置などへの指示 ③患者への自己紹介を促す	①患者の傷や皮膚を観察して対応を検討し、指示をする ②患者がケアの最中に痛みを訴えたときには、お詫びするなどフォローする ③ケアの最中に計画に変更が出た場合には、処置を代わるなど対処をする	①新人看護師が見落としている観察点に気づけるようサポートする ②患者からの訴えにとまどっているときには、すぐにサポートする ③新人看護師の立ち位置などへの指示をする報告に対して、指示を与える	①さまざまな視点から観察できるように、質問を投げかける ②変化の原因に気づけるように、質問などをする ③別の対処方法があることをアドバイスする	①メンバーへの説明不足があれば補う ②初めてのケースに直面した際には一緒に考える ③クレームが出た際には、ともに対処する

（東急病院看護部）

す。「先輩が退職したらノウハウまでも消える」というのでは困るのです。

そこで、指導者は教育担当者とともに、**表3**のように**職場の仕事の進め方のノウハウを明文化**し、**伝承**してゆくことが大切です。

027

| 図2 | 新人に伝える仕事のコツを図示した例（表皮剥離時の処置）|

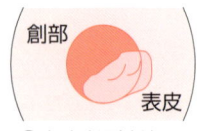

①表皮が剥がれてしまった状態 → ②生理食塩水または水道水にて洗浄後、なるべく剥離した表皮を戻す → ③ドレッシング剤貼付後、次回剥離時に皮膚を再び剥がさないように（二次的損傷の予防）、ドレッシング剤を剥がす方向を記載する

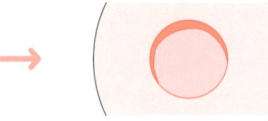

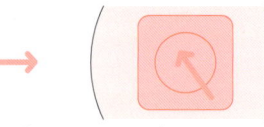

（東急病院看護部増田順子作成）

| 表3 | 指導の手順書の例（事例：オプサイト®〔ドレッシング剤〕貼り換えの場合）|

仕事の目的	①創傷管理　②ドレッシング剤による皮膚の損傷予防		
学習の目標			
No.	手順内容	仕事のコツ・急所	知識
1 2 3	【物品準備】 患者の情報収集をする 自分の手を洗う 患者の状態に応じた物品を準備する	・テープの上から観察 ・ワゴンを使用 ・出血などに備えてガーゼは余分に準備 ・Ptと物品の配置場所	・ドレッシング剤の知識 ・清潔操作の手順 ・感染予防の知識
4 5	【説明】 カーテンを閉める 処置についての説明をする	・貼り換えが必要な判断基準：患者心理、保護効果	・羞恥心の理解 ・プライバシー保護
6 7 8	【患者の準備】 趣旨の消毒をする テーブルに手を乗せ安楽な体位をとる 照明の調整をする 患者の痛みに対する反応の状況	・寝衣が汚れない工夫 ・座位か臥床かを選択 ・創部とライトの位置	・適切な照明使用法
9 10 11 12 13 14 15 16 17 18 19 20 21 22 23	【処置】 サイズの選択をする 手袋を着用する ドレッシング剤を剥がす 痛みがないか確認をする 剥がしたテープをゴミ袋にすぐ破棄 創部の状態観察をする 皮膚の状態の観察をする タオル清拭、または37℃程度の微温湯で洗浄する 創部を消毒する ドレッシング剤の選択をする ドレッシング剤を創部に合わせて切る ドレッシング剤を貼る 貼りつけ後の確認をする ゴミが残っていないかを確認する 手袋を外す 患者の寝衣を整える 患者に説明をする カーテンを開ける 忘れ物がないか確認し、挨拶をして退室する	・冷たい手で触れない ・患者の顔色、様子の観察状況により剥離剤を使用 ・ゆっくり皮膚とほぼ平行にテープを引き伸ばしながら剥がす ・ゴミ袋の位置 ・タオルの温度 ・湯の温度 ・出血 ・浸出液 ・炎症 ・痛み ・発赤 ・掻痒感 ・過敏症の確認 ・滅菌、非滅菌 ・創部が乾燥してから角を切り、剥がれ予防 ・患者の違和感は？ ・隙間がないか？	・ゴミ処理の知識 ・感染徴候の知識 ・高齢者皮膚の特徴 ・創部の治癒過程 ・皮膚のただれが引き起こすリスク ・処置を留保するときの傷口の保護方法 ・洗浄方法の知識 ・物品部分の名称 ・違和感から推測できるリスク ・ドレッシングの効果
24 25 26 27	【後片づけ】 ゴミの分別をする 手洗いをする 記録をする 状況に応じてリーダー、医師に報告をする	・創部、皮膚の変化の有無	

（東急病院看護部）

5. 日々（当日）の計画と報告書のフレーム

日計画・日報告書（日報）の記入手順

「指導」は常に「日々のPDCAサイクルの積み重ね」です。したがって日々の「計画」と「振り返り」は**指導の継続性のために不可欠**だと考えます。時折「長続きしないので初めから取り組まない」という考え方を主張される方がいらっしゃいます。これは「取り組まなくても結果に相違がない」という明確な根拠には不十分な主張ではないかと考えます。

新人が、日々の計画（日計画、日計など）と報告書（日報告書、日報など）を記入する手順の例を以下に挙げます。

[日計画と日報告書の記入手順の例]

仕事に取りかかる前
❶ 日報は毎日、当日の実地指導の責任者とともに記入します
❷ 「本日の目標」は、前日に指導者に1日の報告をしたあとで立案します
❸ 本日の指導者に「本日の目標」を伝え、患者の状況に応じて計画の修正をします
❹ 本日の仕事の内容と各仕事時の指導者を確認し、記入します
❺ 指導者からフィードバックを受ける時間の約束をし、記入します

昼休みに入る前のフィードバック
❻ 指導者からのフィードバック内容を記載してもらいます
❼ 自己の振り返りを記入します

仕事終了時
❽ 1日の体験を報告し、フィードバックの内容を記載してもらいます
❾ 目標になっていたことにつき自己の振り返りを記入します
❿ 明日の学習目標を立案します

＊記入手順全体の注意事項
● 振り返りは15分以内とします
● 振り返りの記載事項は箇条書きで書きます
● 文字数は150文字を超えない範囲とします

日計画と日報告書の記入フォーマット

さまざまな様式が考えられますが、筆者が提案し実際に使用していただいて成果が上がっているものの記入例を図3（030頁）に紹介します。

○年4月18日 指導担当者 永井

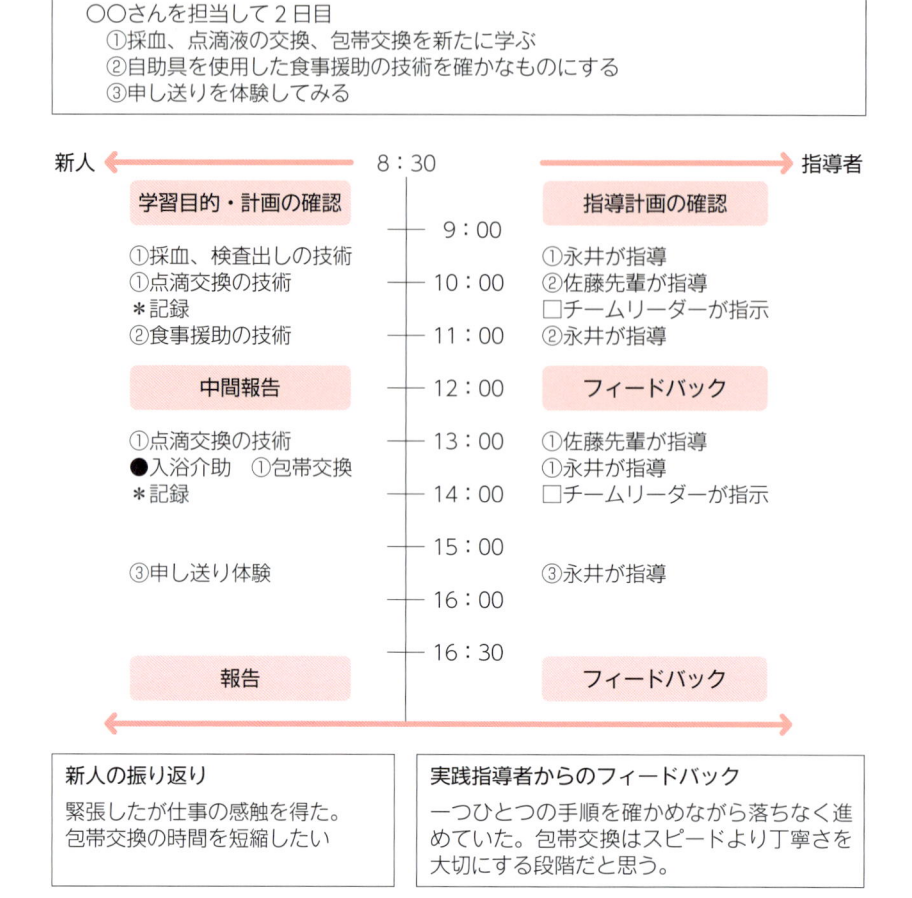

本日の目標
○○さんを担当して2日目
① 採血、点滴液の交換、包帯交換を新たに学ぶ
② 自助具を使用した食事援助の技術を確かなものにする
③ 申し送りを体験してみる

新人 ←――――――――― 8:30 ―――――――――→ 指導者

新人側	時刻	指導者側
学習目的・計画の確認		**指導計画の確認**
	9:00	
① 採血、検査出しの技術		① 永井が指導
① 点滴交換の技術	10:00	② 佐藤先輩が指導
＊記録		□ チームリーダーが指示
② 食事援助の技術	11:00	② 永井が指導
中間報告	12:00	**フィードバック**
① 点滴交換の技術	13:00	① 佐藤先輩が指導
● 入浴介助　① 包帯交換		① 永井が指導
＊記録	14:00	□ チームリーダーが指示
	15:00	
③ 申し送り体験		③ 永井が指導
	16:00	
	16:30	
報告		**フィードバック**

新人の振り返り
緊張したが仕事の感触を得た。包帯交換の時間を短縮したい。

実践指導者からのフィードバック
一つひとつの手順を確かめながら落ちなく進めていた。包帯交換はスピードより丁寧さを大切にする段階だと思う。

※新人・指導者が記入する項目①②③は「本日の目標」に対応。●はそれ以外の項目。

| 図3 | 日計画書・日報告書の書き方の例

6. 求められる指導スキルと使い分け

4つのコミュニケーションスキル

指導者が使う**コミュニケーションスキル**は大きく4つあります。受け手の反応は**表4**のようになります。それぞれのスキルが引き出す学習者（新人）の行動のレベルはかなり異なります。

新人の経験・力量に合わせて使い分ける

「質問をする」の場合で見てみましょう。
指導者は新人の主体性を引き出そうと、質問を多く活用しようとします

| 表4 | 指導者に求められる4つのコミュニケーションスキル

指導者に求められる コミュニケーションスキル	受け手の行動（学習者）
指示する	受け身な行動をとる
状況説明をする	納得して動く
質問をする	気づいて動く
傾聴する	自分の考えで動く

（受動的 ⇕ 主体的）

| 表5 | 学習者の経験・力量に合わせた指導者の向き合い方（指導のタイプ）

経験や力量 のレベル	指導のタイプ	具体的働きかけ	受け手（学習者）に与える効果
初心者	教える	・論理的な説明 ・リフレクション ・フィードバック	・指示されたように動く ・情報を得て納得して行動する
中級者	気づきを促す	・リフレクション ・フィードバック	・体験したことへの感じ方と向き合う ・自分の考え方を整理する
上級者	考えを整理させる	・情報の発散 ・情報の構造化	・多角的な視点で考える ・新たな枠組みを創造する ・仮説を立て実行計画をつくる

が、時としてかえって相手を萎縮させてしまうことがあります。

たとえば、以下のような質問をした場合です。

[事例：新人を萎縮させてしまった質問]
- 「この患者さんは術直後ですが、看護として最も大切なことはなんですか？」

配属されたばかりの新人にとっての情報源は「患者」ではなく「教科書」になります。それなのに「教科書通りではなく、この患者の場合は？」と聞かれても、情報源が少ないかまったくないのですから、混乱するばかりです。このような場合には、**まず教科書通りに答えられたことをほめ、次に状況を説明します**。質問のしかたをはじめとするコミュニケーションスキルを身につけることが求められます。　[お悩みケース1, 2, 5, 8, 9, 12ほか]参照

学習者の経験や力量に合わせた指導者としての向き合い方（指導のタイプ）を**表5**のように変化させることが大切です。

6 リフレクションやフィードバックにフレームワークを活用する

1. 振り返りが経験学習の成果を高める

経験学習 020頁参照 は振り返りの段階があることで飛躍的な成果を収めます。「多忙である」「残業の原因になる」などの理由からこの段階を省いてしまうことが大変多い現状を知るにつけ、残念に感じています。「フレームワーク」を利用するなどして、短時間に生産的な振り返りにつなげていただければと思います。

2. フレームワークとは？

フレームワーク（framework）とは「枠組み、骨組み」の意味で、ビジネスの分野などでは情報や思考を整理・構造化して分析や問題解決に役立てるためのツールとされています。フレームワークにはいろいろな種類がありますが、**ロジックツリー型**、**マトリックス型**、**プロセス型**などに大別さ

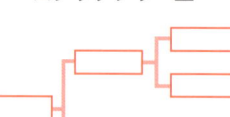

ロジックツリー型	マトリックス型	プロセス型
論理を構成するツリー状のもの。全体像や問題点の把握などに広く役立つ。思考過程の可視化などにも向く。	異なる2つの切り口を座標としたもの。比較や情報整理などに広く役立つ。各種表や相関図などとして用いられる。	矢印を用いて時系列や手順の流れ（フロー）などを示すもの。行動手順の可視化や業務の無駄の洗い出しなどに広く役立つ。

| 図1 | 代表的なフレームワーク

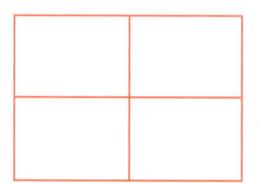

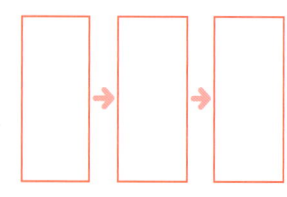

★1
ある事柄・テーマに関して、相互に重複なく全体として漏れがないことをMECE（ミッシー；Mutually Exclusive and Collectively Exhaustive）という。

れます（図1）。たとえばマインドマップはロジックツリー型の、SWOT分析はマトリックス型のフレームワークを用いた分析の1つとなります。ある事柄やテーマに関するフレームワークは、全体として漏れがなく（要件を網羅している）、各枠の内容が相互に重複しない（ダブリがない）ようにつくります★1。

3. リフレクションとは？

リフレクションのフレームワーク

リフレクション（reflection）とは「反射」「内省、熟考」の意味で、自己の経験を振り返って学びを整理することです。**経験学習サイクル** 013, 020頁参照 における「経験 → 振り返り → 概念化 → 工夫」の段階で「どんな体験をしたか？」「なにを感じたのか？」「どう思ったのか？」「そこにどんな意味があるのか？」「それをどう現実に反映させるか？」などと、体験のなかで自分の内面で起きたことを振り返ることで、以下のようなことにつながります。

❶ 学習ニーズを明確化できる
❷ 人間的な成熟をもたらす
❸ 専門職者としての成長を促す
❹ 習慣的行為からの脱却ができる
❺ 自己観察による自己理解を促進する
❻ 状況を概念化する力が育つ
❼ 意思決定をする力の向上が図れる
❽ 自律性や、状況を変えていく力の向上が図れる

質問と傾聴で支援する

リフレクションは、「問題解決」ではなく「内省を通じた学習」です。したがって指導者は**アドバイスをするのではなく、質問と傾聴で支援**します。が、慣れていない指導者はどこでなにを聞いたり投げかけたりすればよいのかとまどうものです。そこで、**表1**（034頁）のようなリフレクションのフレームワークを新人と共有して進めることで、一定以上の効果が得られます。

| 表1 | リフレクションのフレームワークと活用事例（新人Aさん／実地指導者Bさんの場合）

●新人Aさんの目標：「安全に排泄できるよう見守りをする」

	実地指導者Bさんからの質問・投げかけ	新人Aさんのリフレクション
①	「頑張れたところは？」または「つまずいたところは？」	「患者さんの訴えに耳を傾けて介助法の見直しができた」
②	「そのときのことを話してください」	「ADLが低く、転倒が予測されるとのことで、トイレ内での見守りを実施していました。が、患者は『トイレ内での見守りは恥ずかしいので変更してほしい』と訴えていました」 「また、急いでズボンを引き上げようとするので、そのときにふらついていました」 「それらのことを勇気を出して先輩に"患者の訴え"や"ズボンを上げるときにふらつくこと"などを伝えたところ、PTや臨床心理士を含めてカンファレンスを開いて計画の見直しがされ、トイレの外での見守りとなりました」
③	「そのとき考えたこと、思ったこと、感じたこと、疑問に感じたことを話してください」	「先輩の計画に反論したら先輩はどう思うか、心配だ」 「患者の訴えを無視したら信頼を失う」 「私が見ていることで、トイレ内での転倒リスクが高まっているのかもしれない」 「勇気を出して先輩に事実を伝えよう」
④	「③から結論としていえることはなんでしょう？」	「主張や批判、要望ではなく"事実"を伝えたことが、先輩の判断に影響を与えたように思う」
⑤	「今回の気づきを次の機会にどのように活かせると思いますか？」	「報告・連絡・相談の際には、まずは事実を正確に伝える。そのうえで私の判断を伝えることにする」

4. フィードバックとは？

問題解決に向けたフィードバックのフレームワーク

　フィードバック（feedback）とは、内省学習とは異なり「学習者（新人）が今、どのような状態なのか」「どのような行動を取っているのか」「人にどのような影響を与えているのか」などについて、鏡やビデオ撮影したものを見せているかのように指導者が学習者に"事実"を伝えることです。また、そのことを通して学習者が「自分のめざしている理想の姿から現状の行動はどれくらいギャップがあるのか」に気づき、主体的な行動修正に

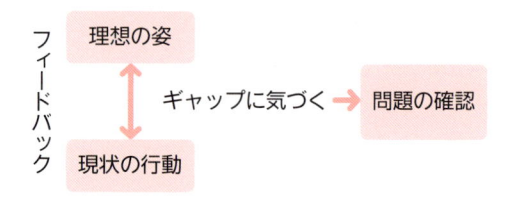

| 図2 | 「フィードバック」と「問題の確認」の関係

つなげられるよう促すことです。

まさに、問題解決の過程において「問題の確認」ができる環境をつくる働きかけです（図2）。

フィードバックのしかたについては、第2章でより具体的に解説します。

[お悩みケース2, 8, 9, 11, 13ほか] 参照

4つのコミュニケーションスキル

私たちが新人とともに問題解決過程をたどるには、4つのコミュニケーションスキルを使います。030頁参照 そのときの状況に応じて使い分けることで、どの手法でもそれなりの成果を得ることができます。緊急性が高いときにはいきなり解決策を突きつけることもあります。そのような場合はおそらく、新人も状況を察して受け入れるでしょう。

5.「きく（聞く、訊く、聴く）レベル」を使い分ける

リフレクションにしてもフィードバックにしても、相手の話を「きくレベル」を使い分けることが大切です。「きく」には「聞く」「訊く」「聴く」の3つのレベルがあります。表2のようになります。

リフレクションの際にはこのことを意識してオリジナルの質問を加えることが大切です。

表2 「きく」の3つのレベル

	レベル	例
聞く	音や声などを意識せずなんとなく耳にしたり感じ取る	「私は看護師に向いていない」と聞こえた。
訊く	自分の疑問を明確にするために尋ねたり問う	「なにがあったの？」と訊いた。
聴く	話し手が置かれている背景や気持ちなどを、注意して耳に入れ、感じ取る（傾聴する）	「オムツの臭いに嘔吐してしまう私は、患者に失礼だ」と悩む新人の発言から、自分が理想とする看護師像に自分が追いついていないことに心を砕いている様子や、患者の前で嘔吐などせずいつも笑顔でいるべきだという価値観をもっていると聴き取れた。

7

人的資源を活かすポジティブ思考

1. 人の強みに着眼する

　ドラッカー（P.F. Drucker）は著書の中で、人の「強み」を活用することについて次のように述べています[1,2]。

[人の強みの活用について]
- 人のマネジメントとは、人の強みを発揮させることである
- 人が雇われるのは、強みのゆえであり能力のゆえである
- 組織の目的は、人の強みを生産に結びつけ、人の弱みを中和することにある
- 上司たる者は、組織に対して部下一人ひとりの強みを可能な限り生かす責任がある
- 弱みをなくすことにエネルギーを注ぐのではなく、強みを生かすことにエネルギーを費やさなくてはならない

強みとは？

1 | その人の特性（よし悪しは評価せず、受け止める）

　人材開発でいう**強み**とは、よい・悪いの判断を取り除いたその人特有の行動パターン・思考パターン・感じ方のパターンのことをいいます。自己の強みを探す切り口は**図1**のようなものとなります。図中の「マッチャー」とは人の価値観や考え方を受け止める無意識の態度が備わっていること、「ミスマッチャー」とは常に別の見方を探すことです。 037頁参照　指導者は**新人の"クセ"のよし悪しを評価するのではなく受け止め、どう活用できるかを新人とともに考える**ことが大切です。強みは無意識に発揮されているものなので、周囲の人には「その人の強いクセ」として映っていますが、本人は気づいていないものです。周囲からのフィードバックで気づく

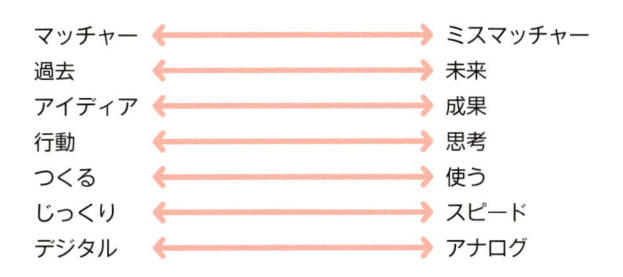

マッチャー	⟷	ミスマッチャー
過去	⟷	未来
アイディア	⟷	成果
行動	⟷	思考
つくる	⟷	使う
じっくり	⟷	スピード
デジタル	⟷	アナログ

|図1| 自己の強みを探す切り口

ことが多く、たとえば以下のようなものです。

[指導者のフィードバックで新人が自分の強みに気づく例]
- 「患者の急変時に萎縮し、うまく対応ができない」と悩んでいた新人に、指導者が「あなたは食事介助しているとき、とても楽しそうに患者さんと対話しているわね」とフィードバックしたことで、急性期よりも回復期や慢性期などのゆっくりした場のほうが自分の強みを発揮できると気づいた。

2│追い詰められたときに出る特性も

また、追い詰められたときに発揮される思考や行動、感じ方も「強み」だといわれています。たとえば「予習していないから叱られる」と追い詰められてそれを甘んじて受ける人は、「困難を受け入れる」という特性をもっているかもしれません。

指導者は「相手の悪い点を直してあげよう」と考えがちですが、**「これは強みなのだ」と少し見方を変えることも大切**です。また、失敗をポジティブにとらえる発想も求められます。　[お悩みケース1, 3, 5, 6, 7ほか]参照

強みを活かすことの意義・成果

指導者が「人の強み」に目を向けることでどのような「成果」を得られるのかという研究は、世界中でなされています。アメリカの病院で下記のような7つの成果があったとの報告もあります。

[例：強みに目を向けた成果]
❶より自信が出てくる
❷満足感が増す
❸よりエネルギーが湧いてくる
❹ゴールが達成しやすくなる
❺仕事でのパフォーマンスが上がる

037

❻ チームにおける絆が深まり定着率が上がる
❼ 成長が早くなる

相手の「特に強い傾向」に気づいたら、活用する方向で眺めたほうがよいようです。

2. 強みの活かし方

「弱い点に着眼する」のではなく「チームでカバー」

たとえば、図1の「マッチャー」は「人の価値観や考え方を受け止める無意識の態度が備わっている」という強みですが、これは「よい人間関係」につながります。しかし、一方では「流されやすい」という側面があります。対する「ミスマッチャー」は「常に別の見方を探す」という強みで、「問題解決を行う力」につながります。しかし、他者の発言に対して無意識に「○○という見方もできませんか」と返すクセがあるので「人間関係では誤解されやすい」ともいえます。

ドラッカーは以下のようにもいっています[3]。

- 弱みからは何も生まれない
- 結果を生むには利用できるかぎりの強み、すなわち同僚の強み、上司の強み、自らの強みを動員しなければならない

私たちは"指導"と称して相手の弱い点に着眼しがちですが、ドラッカーは、それよりはチーム力でカバーすべきではないかと訴えたのです。

「強み」活用時の注意点

なお、強みの活用には注意すべき事項があります。

[強みを活用するときの注意点]
❶ 適切な強みを
❷ 適切なタイミングで
❸ 適切な方法を用いて
❹ 適切な量で活用する

つまり、活用のし過ぎには注意しなければならないということです。

3. 思考の柔軟性と指導の生産性

感情が安定している人の思考・行動の特性

　ゴールマン（D. Goleman）は、リーダーとして継続的に業績を上げ続けている人は感情が安定していることを突き止めています。感情が安定している人は「自分の感情の動きの原因」は「自分のなかにある」ことに気づいています。たとえば、採用が内定している新卒新人が、国家試験の発表時刻を過ぎてもなんの連絡もしてこない。「合否の連絡は、本人がしてくるべき」と思っていれば相手に対してイライラします。しかし、「合否の確認方法は、事前に約束を交わすほうがよい」と思っていれば、相手を責める気にはならないと思います。

　私たちのなかにある**観念**に目を向けて観察をしてみましょう。たとえば

- 「予習はしなければならない」
- 「3ヵ月で指導を終了させなければならない」

のような観念をもっていると、その枠組みに入らない現状に遭遇（そうぐう）したとき、不安感から感情が高ぶり、ネガティブな言動を取りがちになるといいます。しかし、

- 「予習はしてあったほうがよい」
- 「3ヵ月程度で指導が終了することを理想としている」

のような考え方をしている人は、そもそもその枠組みに入らない事象があることも想定していますから、感情の波立ちは小さいといえます。

　指導者は、**自分の思考の状態に目を向けて「固定観念」なら「信念」に書き換える努力が大切**です。

リフレーミングで活路を見いだす

1 │ 生産的な行動を生み出すフレームに

　私たちは日々の営みのなかで「事象」や「物事」「他者」を、また「他者との関係性」や「コミュニケーション」を、**知識や経験に基づいて形成されたフレーム（枠）を通して**眺めています。たとえば、患者を観察する能力について習得中の新人の評価に際しては、以下のようなフレームを用いがちです。

フレーム①	観察ができる	観察ができない
フレーム②	習得している	未習得である
フレーム③	成長の余地がある	成長の余地がない

　①〜③のフレームの左右に挙げているものは、いずれもある状態について説明しています。しかし、評価される人にとってはもちろん、評価する人にとっても、同じ１つの状態に対する感じ方・受け取り方はまったく異なります。大切なことはそれが**生産的な行動を生み出すフレームであること**です。①や③は状況によっては悲観的になります。一方、②のフレームならどのような場面でも冷静に受け取られそうです。もし、評価に際して自分が「①」や「③」のフレームをもっていることに気づいたら、「②」に切り替えてみませんか。

　このように、物事や他者を見る視点、立場、意味などを異なるフレームに切り替えて見ることをリフレーミング（Reframing）といいます。

事実を確認する習慣を育てる

　リフレーミングの前には、**物事や状況の客観的事実だけを取り出す**ことが大切です。これをデフレーミング（Deframing）といいます。

　たとえば、「この新人は観察ができていない」という場合、なんらかの主観に基づいているはずです。客観的事実としてなにがあったのでしょう？

[デフレーミングで取り出した客観的な事実の例]
- 事実❶　不眠症と診断されている患者に、前夜の状態を尋ねなかった
- 事実❷　不眠症と診断されている患者に、目覚めの気分を尋ねなかった

　デフレーミングで事実を把握したうえで、現在自分がどんなフレームで判断しているかを振り返ります。

現在のフレーム	観察ができている	観察ができていない

　一方で、この事実は次のような枠組みでとらえ直す（リフレーミング）こともできます。

リフレーミングしたフレーム	観察項目の共有が十分	観察項目の共有が不十分

　このようにまず、指導者は客観的事実を明確にすることが大切です。そのうえで、自分が現在下している判断や評価がどのようなフレームのもと

に実行されているのかを観察します。そしてさまざまなフレームで眺め直してみるというトレーニングを重ねることが、指導者として、人間としての成長をもたらします。

引用文献
1 ）P.F. ドラッカー著，上田惇生編訳：マネジメント（エッセンシャル版）基本と原則，p.80，ダイヤモンド社，2001.
2 ）P.F. ドラッカー著，上田惇生編訳：経営者の条件，p.126, 134，ダイヤモンド社，2006.
3 ）前掲書 2 ）p.102.

参考文献
1 ）ダニエル・ゴールマン著，土屋京子訳：EQ こころの知能指数，講談社，1996.

8 新人指導を通した私たちの成長

1. 教えることは日常行動を概念化すること

　指導とは、私たちが日常的に行っていることをだれかに説明する、あるいは、実施しているところを見せて質問を受けることから始まります。つまり「私たち自身が、どのような考え方に基づいて、なにをしているのか」を整理し、概念化する機会です。

　指導の**手順書**を作成してみて多くの方々が気づくことは、「その場その場で、私たちは状況判断して行動を取っているものの、あらかじめ仮説を立てて行動する習慣は十分身についてはいない」ということです。あらかじめ仮説を立てて行動する力は、ドレイファスモデルで眺めてみると「上級者」の行動といえます。「一人前」に到達した私たちは「後輩指導を通して、上級者の行動習得にチャレンジしている」といえます。

2. 教えることを通して学ぶ

　人が「学ぶ」形態にはさまざまなものがあります。講義を聴く、本を読む、グループで討論するなどがありますが、「人になにかを教える」という形態では学習定着率（忘れにくさや身につきやすさ）が高いとされ、講義5％、読む10％、グループ討論50％に対して90％であるともいわれています[1]。私たちは後輩指導を通して自身の成長機会とすることができます。

リフレクションとフィードバックを通して

　新人のリフレクションをサポートしてフィードバックをするなかでは、互いに学び合うこともできます。たとえば以下のような場面です。

[1] アメリカ国立訓練研究所による報告でラーニングピラミッドとして示されたとされる

[事例：リフレクションとフィードバック]
- 新人Cさんのリフレクション
初めての夜勤勤務の際、1人でナースステーションにいるときにコールが鳴ってしまった。「えっ。なにもできないよ。どうしよう」と不安感を抱えて訪室すると、患者から「あなたの顔を見たかっただけ。あ～ぁ、ホッとした。ありがとうね。眠れそうよ」と言われた。「なにもできない私でも役に立つことがあったのか」と、うれしくて涙が出た。
- 指導者Dさんのフィードバック
私だったら「そんなことで呼んだの」と言ってしまったかもしれない。Cさんは、あの患者の安眠を助けていたんだね。

このようなやり取りは、お互いの成長を認め合い、明日からの関係性をさらに成長させます。

最新の視聴覚教材からの学びも

また、デジタル教科書は、3年から4年の看護基礎教育のなかで内容が変わるほど進化・変化が激しい時代に、いつでも新しい内容にアップデートできるという考え方もあります。そのような時代にあっては、私たちが学ばなかった領域や内容をデジタル教科書で学んだ新人から教えてもらうことも、お互いの成長につながります。

3. 異なる意見が創造的な学びを生み出す

先日、新人研修で「患者さんの部屋のドアは閉めるのが通常か、開けておくことが通常か」とのテーマをもちかけたところ、新卒新人と既卒新人との間で議論が沸き上がりました。

議論が白熱するなかで、既卒新人は「実際に働いたことがないからわからないと思うけれど、開けておかないと患者の状態がわからないので対応が遅れるのよ」と言葉を発しました。すると、新卒新人たちは「あらかじめ患者さんの容体から、訪室の間隔は決めてあることが前提ではないのですか？」との確認がありました。既卒新人は「その判断が不十分なこともあるから、開けておいたほうが便利なのよ」と応酬していました。

議論のなかで「プライバシー保護」を主張する新卒新人と「患者の安否確認」を最優先する既卒新人の議論を眺めながら、「どちらも大切なので捨てられない。ではどうしましょうか」と、学びへと進めることができました。

異なる意見に学び合うことを**コンフリクト・マネジメント**といいます。

新人さんたちは「宇宙人」と呼ばれ先輩を驚かせることが多いのですが、新人が入ることでこのように組織は学びを深め、成長し続けます。「新人が配属されない部署は進化が止まる」といわれる所以(ゆえん)でもあります。

第 2 章

新人育成の
お悩み相談

お悩みケース 1

報告・連絡・相談がないのでフォローできない

　新人Aさんの受け持ち患者のバイタル測定ができていなかったので、「多忙で仕事が追いつかないのかな」と思い、自分で測定してその旨を伝えました。が、新人は「今から測定しようと準備をしていたのですが…」との態度。「余計なことをした」と思いました。しかし、Aさんはその後も点滴交換や検査への誘導などが重なり、仕事がいっぱいいっぱいで、検査科からたび重なる催促が来ました。

　Aさんはパニック状態になりながらも頑張っています。それでも「検査出しを手伝うね」と声をかけると、「点滴交換はすぐ終わりますのでだいじょうぶです」と、1人で仕事を抱え込んでしまいます。このような新人にどうしてあげたらよいのか、とまどっています。

なぜ、こうなるの？

どんなとき報告・連絡・相談が必要かを知らない

　このような悩みの背景には、いくつかの要因がからんでいます。最も大きいのは、タイトなチーム活動を体験したことがないことです。**そもそも、どのようなときに周囲が報告・連絡・相談を必要としているのかを知らない**ということがあります。また、**報告・連絡・相談によるメリットも知らない**のだと思います。

組織人としての個性が違う

　もう1つは、今までの人生のなかでつくり上げてきた**個性**の違いがあります。「どのような形で集団に貢献するか」という問いの回答は、個々

```
                    変革・創造
                       ↑
        エキスパート          リーダー
   専門性の領域で新しい価値を    常に新しい価値を創造する。既存の
   創造する。既存の枠組みを変革  枠組みを変革し、新しい価値を生み
   して価値を生み出し、個人的な  出し集団に提案するタイプ
   成果を最大限にすることで集団
   の成果に貢献するタイプ

個人的行動を ←─────────────────────────────→ 集団活動を
通した貢献                                    通した貢献

        オペレーター          マネジャー
   既存の枠組みのなかで専門性を   集団を構成する個人の成果を集約し
   発揮する。安定した成果を継続  ながら、既存の枠組みを維持・運用
   的に生み出し、個人的な成長を  し、安定した成果を継続的に出すこ
   最大限にすることで集団の成果  とで集団の成果を追求するタイプ
   に貢献するタイプ
                       ↓
                    維持・安定
```

| 図1 | 組織貢献の4タイプ

(ドラッカーのチームへの貢献と強みの活用に関する考え方などを参考に筆者が作成)

に異なります。この違いを知るには**組織貢献の4タイプ**（**図1**）のフレームワークが役立ちます。

それぞれのケースごとに私たちの対応のあり方を検討しましょう。

解決につながる考え方・行動

報告・連絡・相談をリクエストする

タイトなチーム活動の体験がない、すなわち経験不足のため報告・連絡・相談のタイミングなどがわからない場合には「報告・連絡・相談を具体的にリクエストする」ことでおおかたは解決がつきます。ただし、あくまでも"リクエスト"です。

1 │ 新人の将来像をイメージして伝える

ここでの**リクエスト**とは「**相手の将来にわたる最高の姿をイメージして自分の要望を伝えること**」です。「単に要求する」のではなく、「こちらの要望に応えることが、あなたの理想の実現につながる」ことをイメージできるように伝えます。したがって、「チームに迷惑をかけてはいけない」などの表現は避けたいものです。特に、自己完結タイプのエキスパート型には逆効果です。かえって「1人で頑張ろう」と、仕事を抱え込んでしまいかねません。

それよりは「あなたからの情報があることで、チームのメンバーが意思決定しやすくなった。一緒に仕事ができてうれしい」のように"**自分の行動がチームの人たちによい影響を与えた**"と新人が思えるような表現を選

| 表1 | チームが報告・連絡・相談をリクエストする状況と理由の一覧表作成例

	チームが報告・連絡・相談をリクエストする状況	理　由
①	初めてでなくても3ヵ月間は、仕事に取りかかる前に「○○さんの□□を始めます」と、ひとこと声をかける	仕事に慣れていない3ヵ月間は、常に先輩の見守りが必要だから
②	指示された仕事にひと区切りついたとき、完了したことを報告する	チーム全体で進捗状況を確認しながら次のスケジュール調整をするため
③	事故が起きたときは、すぐに状況報告をする	悪い状況のときは成長しているチーム全体で解決策を考えるため
④	クレームがあったとき、あるいはクレームにならずとも失礼をしたと感じたとき	不満な感情はエスカレートすることが多いので、こちらが悪くなくとも組織的に受け止める必要があるため
⑤	器物を破損したらすぐに報告をする	補充をする人が動きやすくなるので
⑥	指示された仕事が長引いているときは、途中経過を報告する	チームのスケジュール調整や協力体制を整えるため
⑦	医師や別の職種の方から直接指示を受けたとき	他部署の方からの指示は個人に対する指示ではなく、チームが受けたものととらえるから
⑧	経験したことがない仕事を指示されたときには、必ずその旨を伝える	指導者のフォロー体制を万全にするため
⑨	仕事の方針を自分なりに考えることができたときには「○○さんの□□は△△のようにしますが、よろしいですか」と、確認・報告をする	きっちり考えていても、その考えや判断力は見えにくいが、伝えることで正しい評価を得ることができる
⑩	「個人的なこと」だと思うことでも、結婚・出産・通院・家族に起こったアクシデントなどに関しては、速やかに上司に報告する	それぞれの生活の質に対する協力責任が、チームにはあるから
⑪	院内で受診するときにも上司に報告をする	
⑫	職場の人間関係で悩みをもっているときには、抱え込まず相談をする	人は悩みを話すだけでもストレス解消につなげられるから
⑬	仕事が立て込み、自分だけでは到底完了できないと予測したとき	仕事の結果責任はチームにあり、相互に協力するチャンスをもたらすには報告が必要だから
⑭	患者の様子がいつもと異なると感じたときは、確信がなくとも報告をする	重大な出来事でなかったとしても、きっとその判断は正しいから
⑮	ME機器の音や動作にいつもと異なるものを感じたときには、すぐに報告をする	重大な出来事でなかったとしても、きっとその判断は正しいから
⑯	どのようなことでも、不安感を抱いたときには報告をする	不安感はさまざまなネガティブな行動を呼び起こすものなので、チームの協力で乗り切るため

んで伝えましょう。

2 具体例を一覧表にして共有する

　また、あらかじめ表1のように「チームが報告・連絡・相談をリクエストするときの状況と理由」の一覧を作成して共有することも効果的です。
　ときどき、指導者のなかには「リクエストをして拒否されたときの気ま

|表2| 個人的行動を通して貢献をするタイプの長所と課題の例

長　所	課　題
＊どのようなときも、まずは、自分の力で仕事を進める努力をする ＊人に影響を受けず、コンスタントに努力をする ＊指示されたことは諦めず最後まで責任をもつ姿勢が信頼される	＊周囲の人に協力を求めるタイミングが遅れる ＊自分の仕事の内容をあまり話さないので正しく理解されない ＊仕事を抱え込み精神的に追い込まれる

ずさ」を先にイメージしてしまい、リクエストを躊躇する方がいます。未来志向と慎重さをもち合わせている方に多いようです。そんなときこそ「100点でなくてもよい」との考え方を自分のなかに育てるチャンスです。

組織貢献の4タイプを共有してコントロールさせる

　人間は集団をつくって生きる動物ですが、組織貢献のあり方は個々に特徴があります（**図1**）。 047頁参照　事例の新人Aさんは、今の段階では「エキスパート」か「オペレーター」なのかは判断しかねますが、いずれにせよ自己完結を理想にしている様子がうかがえます。これは個性の1つです。否定するよりも将来のキャリアデザインに活用するほうが成功します。

　とはいいながら、マイペースを決め込まれては困ります。まずは、**自己の組織貢献のタイプについて語り合う機会**をつくりましょう。そのうえで「個人的行動を通して貢献をするタイプの長所と課題」について意見を出し合うとよいでしょう。実際にこのタイプの長所と課題を出し合った例を**表2**に示します。

　新人だけではなく、指導者自身のタイプについても同じように話し合うことがポイントです。また、押しつけや一方的な解釈にならないように気をつけましょう。

参考文献
1）P.F. ドラッカー著，上田惇生訳：経営者の条件，ダイヤモンド社，2006．
2）産業能率大学総合研究所：経営人材キャリア人材研修資料
　　http://www.hj.sanno.ac.jp/cp/page/3360

まとめ
- 報告・連絡・相談を具体的にリクエストする
- リクエストする状況と理由の一覧表を作成しておく
- 組織貢献の4タイプについて話し合う機会をつくる（新人も自分も）
- 個性は否定せず、将来のキャリアデザインに活用する

お悩みケース 2

いつまでたっても仕事ができるようにならない

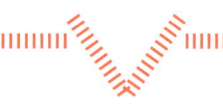

先輩から「あなたの受けもちの新人のBさんね、検査出しが間に合わなくて大騒ぎになったのよ。優先順位を考えて仕事を進めようという姿勢がなくて、イライラさせられた」との報告を受けました。なんだか自分や新人の人格を否定された気持ちになり、悲しくなりました。

Bさんへの指導の時間をつくり「どうして段取りのよい仕事ができないのかしらね」と切り出すと、Bさんの目から涙がこぼれ始め、話になりません。「泣いたらなにも前に進まないし」と、声を荒げてしまいました。どんどん状況は悪い方向へ流れてゆきます。

なぜ、こうなるの？

仕事ができていない原因を悲観的にとらえていないか？

新人も指導者も「一生懸命に取り組んでいるのに、なぜうまくいかないの」と、疲れてしまっている様子が伝わってくる事例です。

ところで、継続的によい成果を上げているチームリーダーに共通することは「**楽観的である**」ことです。ゴールマンは著書『EQ こころの知能指数』の中で、「**楽観的な人間は失敗の原因を変化可能な要素と受けとめる**」と述べています[1]。事例の場合、「新人の検査出しが時間通りに終了しない」のは「普遍的なこと」ではなく「経験不足から起きていること」だととらえたら、「いずれは改善されるだろう」と考えることができます。しかし、「仕事に対する姿勢や性格の問題（普遍的なこと）だから、変えようがない」と悲観的に考えると、指導者も新人もモチベーションが下がり、ネガティブな方向に流れてゆきがちです。

批判的な見方やフィードバックをしそうになったときは、肯定的な視点

へ切り替えてみましょう。

解決につながる考え方・行動

加点主義で眺める

　コップ1杯の水を飲むよう指示された方が半分まで飲んだとき、「半分は飲まれたのですね」という加点思考と「半分しか飲んでいないですね」という減点思考、どちらも事実をとらえています。しかし、前者であれば**努力を認められている感じ**が伝わり、元気が湧き起こりますが、後者は**努力不足を指摘されている**ようで、心が折れそうになるでしょう。

　「検査出しが間に合わなかった」という事実も、「検査出しを1人で担当するまでになった」から起きたことです。「段取りが悪い」のは事実かもしれませんが、4月に入ったばかりのときから見れば指導者のおかげでずいぶん成長しています。

　周囲は「100点に満たない部分」を指摘してきますが、指導者は「新人が100点に何点近づいてきたか」に目を向けましょう。すると、**この先もまだ100点に向けて変化が起きる可能性**に、新人も指導者も元気になれます。

肯定的な質問を考える

　指導者が、新人を尊重し安心させられるような話し方を身につけることができれば、指導がスムーズになります。

- 「どうして段取りよくできないの？」

は否定された感じで緊張しますが、

- 「もっと段取りをよく進めるポイントにはどのようなことがあるか、いくつか考えてみましょうか」

に変えると、新人の思考は前向きになります。**過去の行為を追い詰める質問**から、**未来を展望させる質問**に転換されたからです。おそらく、前向きに考えようとする新人の姿に指導者の皆さんも明るい気持ちになれるはずです。このような話し方を**肯定話法**といいます。

　肯定的に質問する力を高めるには、**自分が平素から使っている質問を列挙し、より肯定的な質問に切り替える訓練を重ねる**ことが大切です。たとえば、次のような切り替えです。

051

[否定的質問]
- 「なぜ、できないのかな？」

↓

[肯定的質問]
- 「なにがあれば、できるようになるかな？」

このほか、下記**表1**のような切り替えができますね。

Why（なぜ）の使い方を変えてみる

Why（なぜ）を使った質問を以下のような視点で言い換えると、人間関係にリラックス感が生まれます。

❶ Why（なぜ）の質問を、What（なに）の質問に言い換える
❷ Why（なぜ）の質問を、How（どのように）の質問に言い換える
❸ Why（なぜ）の質問の主体を、2人称（あなた、あなた方）から1人称（私、私たち）や3人称（彼、彼女、他の人など）に言い換える

例で見てみましょう。

[① Why（なぜ）の質問を、What（なに）の質問に言い換える]
- 「なぜ、そうしたの？」

↓

- 「なにが、そうさせたの？」

新人にとっては、「自分の判断についての質問」から「自分を動かした要因に目を向けた質問」に言い換えられたことで、心理的に楽な気持ちになります。

| 表1 | 否定的な質問から肯定的な質問への切り替えの例 |

否定的な質問	肯定的な質問
それで本当にいいと思うの？	ほかにはなにが考えられますか？
チャレンジする勇気はないの？	チャレンジするためにはなにが必要ですか？
なぜ、自分で考えようとしないの？	あなたはどのように考えますか？
まだ、終わらないの？	あとどれくらいで終わりますか？
なぜ、質問しないの？	他の人の意見も参考にしてみましょうか？

[② Why（なぜ）の質問を、How（どのように）の質問に言い換える]
- 「<u>なぜ</u>、そうしたの？」
  ↓
- 「<u>どのように</u>したかったの？」

　新人にとっては、「自分の判断が間違っていると責められる感覚の質問」から、「自分が最終的にどのような結果を求めてこの方法を選んだのかを尋ねられる質問」に言い換えられているので、おそらくは「質問者（指導者）が自分を理解しようとしてくれている」と、受け入れられている感覚をもち、ホッとした気持ちになることでしょう。

[③ Why（なぜ）の質問の主体を、2人称（あなた、あなた方）から1人称（私、私たち）・3人称（彼、彼女、他の人など）に言い換える]
- 「<u>あなたは</u>、なぜ、そうしたの？」
  ↓
- 「『なぜ、そうしたのか？』を<u>私たちは</u>考える必要があるよね」
  「『なぜ、そうしたのか？』と<u>私は</u>考えています」

　2人称の質問は、新人にとっては「自分に向けられた質問」であるだけに「責められている感じ」がしますが、**1人称の「私たち」であれば「一緒に考えることを促されている」**と感じられます。また、1人称の「私」だと「自分の行為が相手に与えている影響としてのフィードバック」と感じられるため、一歩立ち止まって考えるチャンスを促すことができます。

＊

　質問の受け手である新人の気持ちがネガティブになれば対話は「収束」しますが、ポジティブになれば「発展」します。対話の流れは質問発信者である指導者自身の気持ちにも大きく影響することでしょう。

共通点に目を向ける

1｜心の扉を開ける質問

　人間関係のなかで葛藤が生じると、どうしても相手と自分の行為や考え方の「相違」に目を向けがちです。そして、違いに気づくたびに「なぜ？」と相手を責めてしまい、対立関係を生み出します。ここで共通の行為や考え方を探す努力をすると「状況」に目が向き、心に寄り添う質問が思い浮かぶはずです。

　今回の事例では「泣いたらなにも前に進まないし」と、新人に伝えています。が、実は当の指導者自身も心のなかで「なにが起きていたの？」とつぶやいているように感じます。もし、ここでそのように訊いたら、涙は

053

| 表2 | 事実から相違ではなく共通点を見いだす例

	事　実	相　違		共通点
①	Aさんは東京生まれ、私は神奈川県生まれだ	出身地が異なる	→	同じ関東出身だ
②	Aさんは患者の環境整備に時間をかけているが、私はアセスメントのための対話をしたい	患者にとって、今なにが重要なのか判断基準が異なる	→	患者の役に立ちたいとの思いは同じだ
③	Aさんは自分1人で解決しようとしたが、私は一緒にやって混乱を招かないようにしたかった	なぜもっと早くヘルプを出さないのか	→	このような結果を望んでいなかったのは同じ

もっと出るでしょうが、心の扉を開けてくれるのではないでしょうか。

2 ｜ 相違ではなく共通点を見いだす

　心の扉が開いたら、相手の話のなかから「相違」ではなく「共通性」を見いだす努力をすることが、人間関係の歩み寄りを生み出します。共通性を見いだす秘訣は**物事をワイドに眺める**ことです。表2の例で見てみましょう。

　共通性に気づくと指導者の気持ちも穏やかになります。継続的によい成果を上げているチームリーダーは、自分自身の心を穏やかに保つ習慣を身につけているのですね。後輩指導に携わっているあなたは、今、その習慣を身につけるチャンスなのです。

引用文献
1）ダニエル・ゴールマン著，土屋京子訳：EQ こころの知能指数，p.168，講談社，1998.

まとめ
- リーダーは楽観的であるべし
- 加点主義で新人の成長を眺める
- 肯定的な質問を考えて使ってみる
- Why（なぜ）の使い方を変えてみる
- 違いよりも共通点を探してみる

お悩みケース 3

モレやヌケが多いのに反省の態度がみられない

受けもち新人のCさんは、とにかく仕事にモレやヌケが多く、そのたびに周囲は振り回されています。しかし、本人は失敗したときもいたってポジティブで「そういうことだったのですね。勉強になりました」と、ケロッとしています。先輩たちからは「仕事に対する責任感がない」「反省の態度がない」と、怒りの声。その様子を見て、自分としては「失敗させないように」と丁寧な事前学習や指導に努めていますが、Cさんにはどうも、うるさがられているように感じます。

なぜ、こうなるの？

本人の学び方の「クセ」と「指導のしかた」にズレがある

このようなヤンチャと思える新人に当たると、指導者は胃が痛くなると思います。このような人は理屈よりも五感で学ぶタイプなので、失敗は多いのですが、ある程度経験を積むと、理屈を超えた観察力で周囲の信頼に応えられる人材に成長することが多いのです。

コルブ（D. A Kolb）は「学習」を「経験を変換することで知識を創りだすプロセス」と定義づけ、**経験学習モデル**として提示しました[1]。020頁参照
事例の新人Cさんは、まずは経験して学ぼうとしているのに、指導者は失敗を少なくしようと、概念的な説明から学ばせようとしている様子。この「ズレ」がお互いのストレスを大きくします。ここでは**新人の学習のしかたの「クセ」に目を向けた指導の調整**について、コルブの経験学習モデルを参考に検討します。

解決につながる考え方・行動

学習のしかたの「クセ」を見極める（理論型／経験型）

　経験からの学び方には個別性があります。コルブの経験学習モデル（サイクル）は、わかりやすくいうと、人は「経験」→「振り返り」→「概念化」→「工夫」という4つの段階をもつサイクルをまわして学習を成立させ、これを重ねて成熟してゆく、ということです。013, 020頁参照　また、そのサイクルのどの段階からスタートさせるかで大きく理論型と経験型に分類しています。

1｜理論型

　理論型は「概念化」からスタートします（図1）。**行動するには、その源となる理屈を必要とするタイプ**です。そのため「これから取りかかるケアの目的を確認します」などの指導者からの働きかけには、シッカリ耳を傾けることができます。このタイプの学習者には「今から取りかかる仕事のゴールや進め方、注意点などを、頭のなかで整理したうえで進めたい」との傾向が明確にあります。時には「十分な説明や指示がないので、実施できません」「そのような高い目標には自分はまだ届いていないので、担当できません」などのようにさえ訴えます。

　このような姿勢は指導者から眺めると

- 頭でっかち
- 指示待ち族だ
- チャレンジ精神がない
- 向上心が足りない

などと映ることがあるかもしれません。ただ、見方を変えると

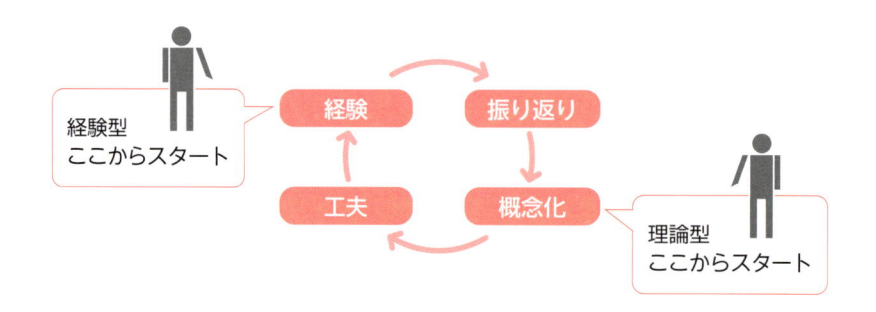

図1　コルブの経験学習モデルと理論型・経験型の位置づけ
（出典：コルブの経験学習サイクル（松尾睦による修正モデル〔松尾睦：「経験学習」入門, p.57 図表2-3, ダイヤモンド社, 2011〕）をもとに筆者が改変, 作成）

- エビデンスに基づく行動を取っている
- 目的意識が高い
- 慎重だ
- 論理的思考のもち主

ともいえます。また、そのような見方のほうが、より状況を正しくとらえているとも思えます。

2 | 経験型

経験型は「経験する」ことが起点となります。このタイプは「まずはやってみよう」という言葉かけにすんなり応じます。経験をするなかでつまずくなどして学習課題が明確になると、一気にモチベーションが上がります。経験が伴わない説明には、どこにアンテナを向けてよいのかわからないので集中できずソワソワするなど、落ち着きのない態度を取ることが多いようです。

説明のあとで内容が伝わったかどうかを確認すると、「やったことがないのでイメージできません」などと反応し、指導者を不安にさせる発言も目立ちます。指導者が心配になりもう一度説明しようとすると、「しつこい指導者だな。早く実際にさせてくれればよいのに」などの思いを深めることもあるようです。

指導者の立ち位置へのリクエストを見極める（依存型／独立型）

学習者（新人）には「指導者の立ち位置に対するリクエスト」があります。こちらも大きく分けると2通りです。1つは「常にかかわってほしい」というリクエスト。「失敗したくないので指導者にはすぐにカバーできる位置にいてほしい」との思いですが、悪くいえば依存的ともいえます。ここでは**依存型**と呼びます。2つ目は「必要なときだけかかわってほしい」というリクエスト。よくいえば独立的ですが、このタイプのなかには「注意点を明確に伝えられていなかったから」と言い訳がましい態度を取ったり、「初めてなのでしかたがないじゃないか」と大きな態度を取ったりする人がいます。ここでは**独立型**と呼びます。

学習者のクセに合わせて指導の切り口をコントロールする

1 | 人の学習スタイルは変わらない

「理論型⇔体験型」「独立型⇔依存型」の2軸で4つに分類してマトリックス図とし、032頁参照 それぞれの特徴を図2にまとめてみました。**自信型、慎重型、トライ＆エラー型、従順型**と名づけます。本事例の新人Cさんは「トライ＆エラー型」のようです。コルブの調査では、人の学習ス

057

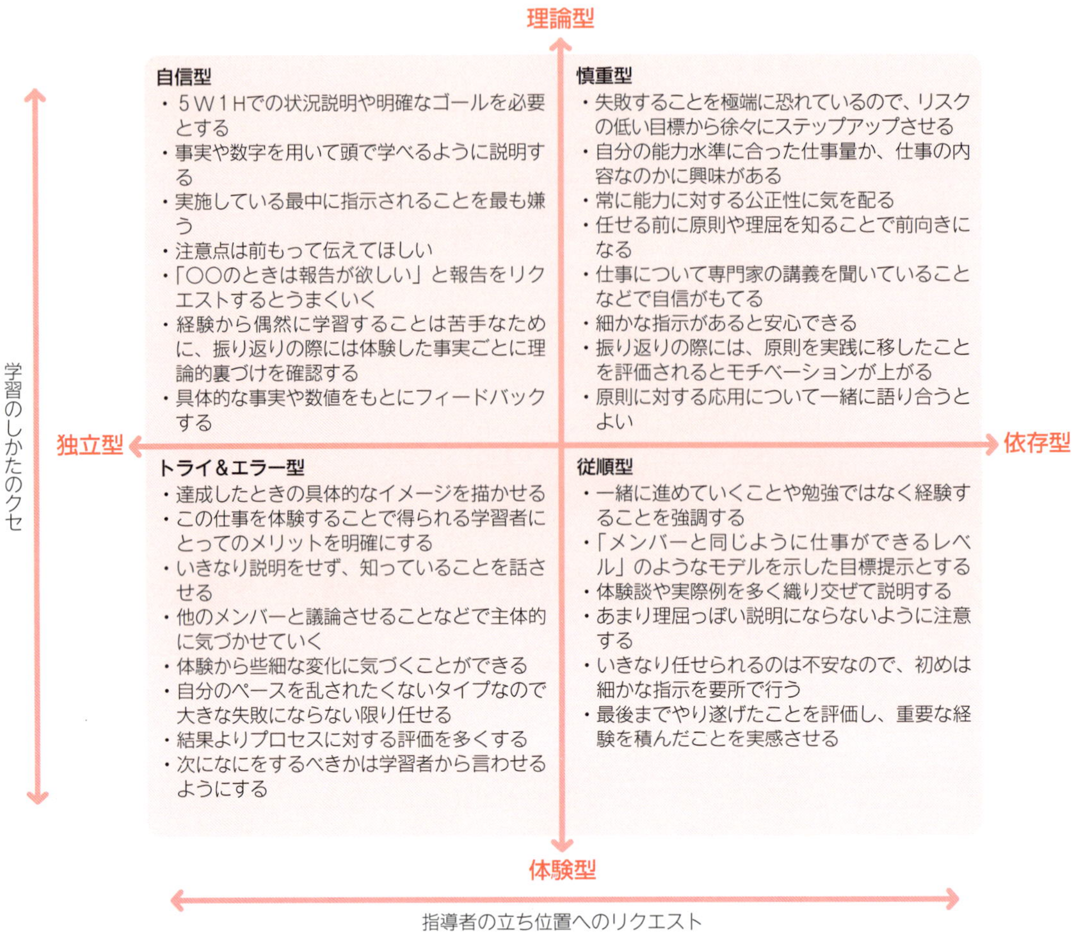

図2：「学習のしかたのクセ」と「指導者の立ち位置へのリクエスト」を軸に作成したマトリックス図

縦軸：学習のしかたのクセ（独立型 ⇔ 依存型）※図中では上下が理論型⇔体験型
横軸：指導者の立ち位置へのリクエスト

【左上】自信型（独立型 × 理論型）
- 5W1Hでの状況説明や明確なゴールを必要とする
- 事実や数字を用いて頭で学べるように説明する
- 実施している最中に指示されることを最も嫌う
- 注意点は前もって伝えてほしい
- 「〇〇のときは報告が欲しい」と報告をリクエストするとうまくいく
- 経験から偶然に学習することは苦手なために、振り返りの際には体験した事実ごとに理論的裏づけを確認する
- 具体的な事実や数値をもとにフィードバックする

【右上】慎重型（依存型 × 理論型）
- 失敗することを極端に恐れているので、リスクの低い目標から徐々にステップアップさせる
- 自分の能力水準に合った仕事量か、仕事の内容なのかに興味がある
- 常に能力に対する公正性に気を配る
- 任せる前に原則や理屈を知ることで前向きになる
- 仕事について専門家の講義を聞いていることなどで自信がもてる
- 細かな指示があると安心できる
- 振り返りの際には、原則を実践に移したことを評価されるとモチベーションが上がる
- 原則に対する応用について一緒に語り合うとよい

【左下】トライ&エラー型（独立型 × 体験型）
- 達成したときの具体的なイメージを描かせる
- この仕事を体験することで得られる学習者にとってのメリットを明確にする
- いきなり説明をせず、知っていることを話させる
- 他のメンバーと議論させることなどで主体的に気づかせていく
- 体験から些細な変化に気づくことができる
- 自分のペースを乱されたくないタイプなので大きな失敗にならない限り任せる
- 結果よりプロセスに対する評価を多くする
- 次になにをするべきかは学習者から言わせるようにする

【右下】従順型（依存型 × 体験型）
- 一緒に進めていくことや勉強ではなく経験することを強調する
- 「メンバーと同じように仕事ができるレベル」のようなモデルを示した目標提示とする
- 体験談や実際例を多く織り交ぜて説明する
- あまり理屈っぽい説明にならないように注意する
- いきなり任せられるのは不安なので、初めは細かな指示を要所で行う
- 最後までやり遂げたことを評価し、重要な経験を積んだことを実感させる

タイルは基本的には大きく変わらないものの、専門家として成長するとともにさまざまなスタイルを身につけ、総合的な態度で学習しているといいます。ただし、新しい領域の能力を獲得し始めた新人の場合は、本人のクセに合わせる必要があると思われます。

2 ｜ トライ&エラー型では「報告」よりも「議論」を

　トライ&エラー型は命名の通り、失敗することで課題を明確にするので、事前学習にはどちらかというと身が入らないタイプです。そのうえ、人のペースに乗ることが苦手で、指示されたり抑えつけられたりすることも苦手です。失敗したことで「なるほどわかりました」と本人が成長できたことを喜んでいるのですから、「次はどのような点に気をつけて進めますか？」と一歩踏み込んで、**失敗からの学び**を整理させましょう。このタイプには、**「小さな失敗をする権利」を認める**ことが大切なポイントです。

とはいいながら、任(まか)せっぱなしは危険です。経験から偶然なにかを発見することは得意としていますので、**「小さな変化でも気づいたら議論する」という約束事を交わす**とよいでしょう。**「報告」ではなく「議論」**というのが最大のポイントです。報告という縛られている感じは、トライ＆エラー型が最も嫌う感覚だからです。

議論をリクエストすると、指導者がうるさいと感じるほど「患者さんが、今までと少し違っています。どう思いますか？」などと問いかけてくるはずですが、もちろん「そのような変化が見受けられたのですね」と、気づきに対する評価を忘れずに伝えましょう。

引用文献
1）松尾睦：経験からの学習, p.62, 同文舘出版, 2009.

参考文献
1）青木久美子：学習スタイルの概念と理論 欧米の研究から学ぶ〔メディア教育研究, vol.2, No.1〕p.197-212, 2005.

まとめ

- 人には学習のしかたに「クセ」がある
- 「理論型か体験型か」を見極める
- 「独立型か依存型か」を見極める
- 指導の切り口をコントロールする
- トライ＆エラー型には
    → 「小さな失敗をする権利」を認める
    → 「報告」よりも「小さな変化でも気づいたら議論する」
    　という約束事を交わす

お悩みケース **4**

年上の経験者がうちの職場のやり方で仕事をしてくれない

私が担当する新人Dさんは35歳の経験者（キャリア入職）です。基本的手順が身についていないので教えようとすると「わかっています」と、指導を拒絶されます。意を決して「手順と違います」と言うと、「いろいろなやり方があってよいのではありませんか」「私はこのやり方のほうがやりやすいので」などと反撃されてしまいます。どうすればよいでしょう。

なぜ、こうなるの？

他のやり方から学ぶ姿勢が必要

経験があれば、自分なりの仕事の進め方をもっているので、それを主張することは予測できます。また、進化が目まぐるしい時代環境においては、異なる組織から入職したメンバーがもつ価値観やノウハウを学ぶ姿勢ももたなければ、進化から取り残される恐れがあることもわかっています。しかし、ニューフェイスに「組織が標準としている手順や方法」を共有してもらう指導は必要不可欠です。ですので、指導者は**経験学習**（013, 020頁参照）とはなにかを再確認し、毅然と、そして柔軟に対応しましょう。

この事例では、新人Dさんはそれまで勤めていた組織で、また、指導者は自分の組織で、それぞれ経験から学びを得ています。一方で、それぞれの組織の目的や考え方の枠組み、業務の手順などは異なります。そのため、一般的には、新しい集団に入った方にはその集団のルールに従っていただくことが重要です。しかし、変化のスピードが速い環境下では「他の施設の考え方や手法に学ぶ」という姿勢も求められています。ここは、相手の主張する方法に耳を傾けてみる必要があります。

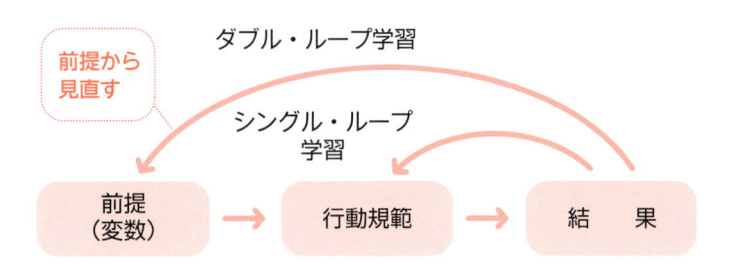

| 図1 | シングル・ループ学習とダブル・ループ学習
（出典：クリス・アージリス著, 有賀裕子訳：「ダブル・ループ学習」とは何か, Diamond Harvard Business Review, April, p.100-103, 2007. をもとに筆者が改変、作成）

解決につながる考え方・行動

仕事のやり方の「前提」から見直す

1 | シングル・ループ学習／ダブル・ループ学習とは？

「学習」は個人だけがするものではなく、組織も「学習」するとの考え方があります。**アージリス**（C. Argyris）と**ショーン**（D.A. Schön）は**学習する組織**という概念を生み出しました[★1]。その論理のなかで、私たちが属する「組織」が「単なる群衆」と異なる点の１つとして、以下を挙げています。

★1
その後センゲ（P.M. Senge）などが提唱している。

［組織の特徴の１つ］
- 集団としての意思決定に必要な考え方（前提）をもっている

組織活動では、「前提」となる考え方に基づいて規範や戦略をつくっています。健全な組織では、人が交流したり新たな気づきを獲得することにより前提となる考え方に検証を加え、組織の変化や発展を遂げるとされます。つまり、組織文化や規範、仕事のしかた、手順などを自ら見直して改革できるよう、組織が「学習」するのです。環境変化に対応する組織の学習プロセスを、アージリスらは**シングル・ループ学習**と**ダブル・ループ学習**（図１）という考え方を用いて説明しています。以下のサーモスタットの例で見てみましょう。

［前提となる考え方を検証する例］
- シングル・ループ学習
  一定の温度が設定されている。周囲に温度変化があったとのフィードバックを受けて、スイッチのON・OFFを検討する
- ダブル・ループ学習
  「そもそも、設定温度自体が妥当といえるのか？」と、前提そのものに疑問をもって検証しようとする

表1 | リクエストに好ましい／避けたい言葉かけ

好ましい言葉かけ（魔法の言葉）	避けたい言葉かけ
・「一度この方法で実行してみましょう。そのうえで意見を聞かせてください」 ・「一度は職場のマニュアルに沿った進め方をしてみませんか。そのうえで進め方を再検討しましょう」	・「この職場にはここなりのやり方があります」 ・「郷に入っては郷に従え、です」 ・「臨床は学校で教えた通りではうまくいかないのです」 ・「とりあえず基本に従ってください」

2 | 手順の見直しはダブル・ループ学習のチャンス

　この事例の新人Dさんのように、他の施設での勤務経験があるメンバーは、環境変化に合わせてそれまでの行動やその前提となる認識の枠組みを変えることが求められます。まさに「ダブル・ループ学習」が必要です。一方で、キャリア新人が「以前所属した組織で身につけた方法を、ここでも行いたい」と主張してきたときは、指導者にとっても「そもそも、自分のやり方／相手のやり方でよいのか？」を一度立ち止まって考えダブル・ループ学習をする"チャンス"です。

押しつけないリクエストに役立てる

　ここで、「キャリア入職の新人に、一度立ち止まって新たな仕事の進め方を体験しようと動機づけるにはどうしたらよいか？」との悩みが出てきます。

　今までは「ここでは、ここのやり方でお願いします」と、**トップダウン**の働きかけをすることが大半でした。しかし、この方法では**主体的に動こうとするキャリア新人を指導するのは困難**です。表1に示すような**好ましい言葉かけ**、いわば"魔法の言葉"で、一度新たな方法を体験してもらい、「それまでの行動を変えるか」それとも「続けるか」を検討する対話と環境を**リクエスト** 047頁参照　することが肝心です。

　ここで、この組織のやり方を強いることは、私たちが他の施設のノウハウを取り入れるチャンスをみすみす逃すことにもなりかねません。筆者は、スタンダード・プリコーション[★2]の導入が遅れている職場に、すでにその方法を身につけたキャリア新人が入職し、「使用した手袋を病室の中に掛けておくと、空気感染の恐れがあります」と意見したところ、先輩方から総攻撃を受けてすぐ退職してしまった事例を聞いたことがあります。今考えれば、そのキャリア新人の提案に耳を傾けていれば、その職場はもっと早く感染予防策が改善できたはずです。

論拠を示して仕事のやり方を検討する

　ダブル・ループ学習は、キャリア新人がそれまでの職場と新たな職場の

[★2] 感染症の有無にかかわらず、すべての患者のケアに際して普遍的に適用する、感染の標準予防策。

やり方を比べ「変わりがない」あるいは「現職場のやり方のほうがよい」と思えれば、それまでのやり方を離れ（**学習棄却**）、**再学習**が成立します。しかし、学習棄却には**事実に伴う明確な論拠**が必要です。指導者が、新人の振り返りの際に反論されて立ちすくんでしまう、あるいはイライラして「素直さが足りない」と飛躍した感情を抱き、相手の言動を押さえつけようとアグレッシブな言動になってしまうことは、ままあります。私たちが感情的になっては相手も筋道立てて論理的に物事を理解しようとしなくなります。**まず、私たちから「再学習」の用意がある姿勢を示すことが大切です。**

[事例：指導者が再学習したケース]
- 指導者Eさんの場合

  指導者がキャリア新人から「ハルンカップで服薬をさせるのはいかがなものか」と言われ、「うちの職場は忙しいのよ」と言い返しているところに主任が通りかかった。主任が「患者が口にするものとお小水を入れるものが同じでは、イメージが悪い」「目盛りがついているハルンカップはコスト高」という論拠を示して検討を促したことで、新人の主張から職場の先輩たちが再学習した。

このキャリア新人は、対話による組織的な学習が成り立つ組織の姿に、意欲が出てきたといいます。

ポジティブ思考、0ベース思考を身につける

ダブルループ学習を成立させるには、キャリア新人と指導者の双方に「ポジティブ思考」「0（ゼロ）ベース思考」が求められます。**0ベース思考**とは「固定観念にとらわれない」「これまでの延長線上ではなく、白紙から考える」などをルールにして物事を考える姿勢です。ポジティブ思考や0ベース思考で物事を考えるには、それを阻害する要因をよく理解し、平素から自分自身で意識して取り組むことが大切です。

以下に阻害要因とその例を挙げます。

[阻害要因①：常識・偏見・固定観念の思考の枠組みをはずせず、否定的になる]
- 「ここではずっと、この手順できていますので」と、自分が身につけた方法である程度の成果を収めてきた事実にとらわれて、「他の施設の方法を取り入れる必要はない」と否定的になる。

厚生行政は急速に変化しています。今まで自分の施設ではそうしてきて

問題がなかったからといって、これからもそれで問題がないという理屈は通らないのです。

[阻害要因②：目の前の現象にとらわれ、目的が見えなくなっている]
- 指導時に新人から「この方法（前の職場のやり方）に慣れているので」と反論されて動揺し、論拠も示さず「うちの職場のやり方以外を実行されては困る」と説明した。

反論されて動揺すると、感情的になります。とはいえ、このような態度は説明でも指導でもなく専制的リーダーシップと相手には映ります。「目的達成のためにどう教えるべきか」との原点に立ち返りましょう。

[阻害要因③：問題の本質をとらえておらず、解決策が短絡的になっている]
- 新人から「"1処置1手洗い"は感染防止のためだと思いますが、洗っていない足でベッドに乗るのはいかがなものでしょうか」と問われて、「足でケアするわけではありませんから」と返答した。

この返答では「感染の危険性がない」という論理は成り立っていないと、冷静な思考をしている人ならわかります。当然、新人には不安と不満が残ってしまいます。

[阻害要因④：人の話、偏ったソースをうのみにする：レッテル貼り]
- 「あの子は頑固よ」などの他人の主張を、事実や論拠を確かめずに信じてしまう。

このようなこと、ありませんか？ レッテルを貼られた新人がいたときは、うのみにせず、一度立ち止まって確かめるとよいですね。相手の主張に論拠がある場合もあれば、「頑固だったのは私たちだった」という場合もあります。

[阻害要因⑤：感情的になり客観性を失い、事実をゆがめてしまう]
- 以前の職場のやり方にこだわる新人に感情的になり、「そんなにもとの職場のやり方にこだわるなら、戻ればいいじゃない」と言ってしまう。

人は感情的になると、飛躍したことを言ってしまうことがあります。このようなことを言うのは、とんでもないことですね。

「ニューフェイスが居つかない職場は進化から取り残される」とよくいわれます。看護師は結構上手にダブル・ループ学習をしてきているのですね。

参考文献
1）クリス・アージリス著，有賀裕子訳：「ダブル・ループ学習」とは何か，Diamond Harvard Business Review, April, 2007.
2）クリス・アージリス著，伊吹山太郎ほか訳：組織とパーソナリティ システムと個人の葛藤，日本能率協会，1970.
3）ピーター・M・センゲ著，枝廣淳子ほか訳：学習する組織 システム思考で未来を創造する，英治出版，2011.

まとめ
- ★どんな目的や組織の枠組みでそのやり方をしてきたかを、双方で共有する
- ★前提を含めて、やり方を見直してみる（ダブル・ループ学習）
- ★明確な根拠を示さず自院のやり方を押しつけるのはNG
- ★「一度この方法で実行してみましょう。そのうえで意見を聞かせてください」などの言葉でリクエストする
- ★固定観念にとらわれず、白紙から考える（0ベース思考）

お悩み
ケース 5

こんなことにも気づかないのかと驚き、不安になってしまう

新人Fさんに「シャワー介助は経験したことがありますか」と尋ねたところ「はい、実習で何度か」との回答。そこで、骨折で入院中のGさんのシャワー介助を打診すると「はい、わかりました！」と自信ありげな返事があり介助を任せました。しかし、すぐに「自分1人で脱衣ができないので手伝ってほしい」とFさんからコールがありました。よくよく聴けば、なんとFさんは「患者をシャワー室にご案内すること」を「シャワー介助」だと認識していたというのです。骨折している人が1人で着替えができないことぐらい気づかないのでしょうか？「Fさんは看護師に向いていないのでは」と、不安になりました。

なぜ、こうなるの？

予期しない出来事に指導者もつまずく

新人指導に携わると「このようなこともアリですか?!」という予期せぬ出来事を、本当にたくさん経験しますね。米国の研究所の調査によれば（Lombardo & Eichinger, 2010）、成人における学びの70％は直接仕事を経験することから培われているといいます。指導者も同じで、驚き、とまどい、つまずき感を抱きながら対処策を身につけていくのです。

解決につながる考え方・行動

新人が起こすトラブルに逃げ腰にならないで

1｜失敗は成功へのステップ

私も、部下が奇想天外とも思えるような珍事件を起こすたびに「私自身、

この仕事に向いていないのではないか」との思いが頭をよぎります。そのように自分が少し逃げ腰になったときの"魔法の言葉"は、ドラッカーの考えから読みとれる次の言葉です。

- 「失敗しない人材はつまらない人材だ」

「もしドラ★1」で若者にもなじみが出てきたドラッカーですが、彼は著書『マネジメント』の中で次のように言っています1)。

- 「成果とは何かを理解しなければならない…（中略）…成果とは長期のものである。すなわち、まちがいや失敗をしない者を信用してはならないということである。それは、見せかけか、無難なこと、下らないことしか手をつけない者である」

失敗が少ない人は"できそうにないことは断る"習慣を身につけているように思います。一方、残念な結果からも、新人や指導者はなにかを学び取っています。現在は「失敗」でしかないことも、未来には「シャワー介助の真の内容を知ったときだった」という学習体験談になるはずです。

★1
『もし高校野球の女子マネジャーがドラッカーの「マネジメント」を読んだら』（岩崎夏海、ダイヤモンド社、2009）

2 | 新人・指導者双方が前向きになれる言葉をもつ

この事例の場合「骨折している人は1人で脱衣はできない」ことに気づかないのは、ごく普通のこととも考えられます。ドレイファスの熟達モデルに照らしてみると、観察ができるようになるのは上級ビギナーからです。この新人は脱衣介助の経験がないわけですから、この失敗は当たり前のことです。

「看護師に向いていない」などと結論づけてしまっては、お互いに頑張れなくなります。成長を阻む最大の要因は「失敗を恐れチャレンジしないこと」あるいは「チャレンジさせないこと」ではないでしょうか。

このようなときこそ**お互いが前向きになれる**言葉を用意しましょう。たとえば、次のような言葉です。

[新人も自分も前向きになれる言葉]
- 「まずは、課題がなにか把握できましたね」
- 「未来につながる第一歩ですね」
- 「どうすればよいか、考える機会ができました」

目的をもって質問を使いこなす

1 そもそも質問とは

ここで、質問とはなにかを確認しておきましょう。

質問とは、疑問点やわからない点を問いただすことです。質問の目的や質問に関する効果別スキルは100ほどもあるといわれています。目的別に大きく次の3つととらえることができます。

[目的別にとらえた質問]
❶人間関係を築くための質問
❷情報収集のための質問
❸相手に考えてもらうための質問

2 オープン質問とクローズド質問

質問は、相手がすぐにイエス・ノーで答えられるような質問か、そうでない質問かによって「クローズ質問（クローズクエスチョン）」と「オープン質問（オープンクエスチョン）」に大別されます。

クローズド質問とは「○か、×か」「YesかNoか」あるいは、選択質問などの形式で問う質問です。事実を明確にするときや迅速な回答を要求するとき、「やめるか、実行するか」と意思決定を促すとき、「本当にこれと決めていいですね」と相手のコミットメントを強化するときなどに有効です。一方、「看護師に向いていると思う？」のような否定的な意味合いや、「これでよいと思っている？」のような叱責の意味合いをもつこともあるので、使い方に注意が必要です。

オープン質問は、5W1H形式の質問です。質問された側は回答するプロセスで自分の気づきをもち、考えなどへの理解を深めたり、新しい発見を見いだしたりします。一方、回答を得るまでに時間がかかる、回答の予測が立ちにくいなど、質問する側にはそれなりの心構えが必要です。オープン質問には、クローズ質問のように表層意識を聴き取る「限定質問」（だれが／いつ／どこで／なぜ／なにを／どのくらい）と、深層意識を聴き取る「拡大質問」（なにを／なぜ／どのように）があります。

質問は目的をもって使いこなすことが大切です。

本事例で指導者が新人Fさんに投げかけた質問「シャワー介助は経験したことがありますか？」は「クローズド質問」です。問題が起きた背景は、「シャワー介助とは」という"前提"が異なっている点を確認できない質問形式だったことにあります。新人のように言語に共通認識があるとはいえないとき、相手に状況を詳細に話してもらえる「オープン質問」を使う習慣を身につけたいものです。これは新卒はもちろん、他の施設から入職し

てきた経験者（キャリア新人）に対しても同様です。
　具体的には、たとえば以下のように言い換えることができます。

[クローズド質問]
- 「シャワー介助は、経験したことがありますか？」

↓

[オープン質問]
- 「シャワー介助は、どのようなケースを経験しましたか？」
- 「シャワー介助の経験は、実際にどこまでしましたか？」

3｜抽象的な返事の中身を具体的にほぐす（チャンク・ダウン）

　しかし、YesでもNoでもない曖昧な返事を返す習慣のもち主も数多くいます。たとえば「ほとんどしていません」などの返事です。指導者がここを聞き流してはクローズ質問の結果とあまり変わらなくなってしまいます。そこで使う質問のスキルに**チャンク・ダウン**があります。　097頁参照
「抽象的な表現」は「いくつかの具体的な事実の塊（チャンク）」といえます。その塊をほぐすため、以下のような質問をします。

[チャンク・ダウンの例]
- 「たとえば、どのようなことですか？」
- 「もう少し、詳しく聞かせてください」

　このような質問を投げかければ、本事例では「シャワー中の見守りしかしたことがないです」のような回答を得ることができたと想像します。

メタコミュニケーションを効果的に使う

1｜言葉がどう受け取られたかを確かめる

　「自分が伝えたいこと」と「相手が受け取っていること」の間にギャップがあるのは日常のことですが、指導者には当然**伝え手として／聞き手としての責任**があります。「小さなことでも声をかけてね」と伝えたのに、頓服を服薬させる前に声をかけてくれなかった、などの経験はありませんか？　同じ場所、同じ時間にいても、過去の経験や現在なにに興味があるかなどの"背景"に相違があれば、受け取り方や解釈は異なります。そこに「常識では××よね…」などの言葉をもち出しては関係が壊れる可能性があります。このような場合、**「自分の伝えていることがどのように受け取られているのか」**を確かめる「メタコミュニケーション」が効果的です。

2 コミュニケーションの取り方自体を率直に確認

メタコミュニケーションとは、ひとことでいうと、今行われているコミュニケーションをどのように感じているか、また受け取っているかを話すことです。

「メタ」には、「上のほうから」という意味があります。これは迷路を上空から眺めるような意味合いです。方法はいたって簡単で、たとえば「ここまでの説明を聞いていかがですか？」のような「大きな質問」を投げかけます。それに対する返答で相手がどのようにとらえているか、その状況を把握することができ、コミュニケーションが適切に行われているかどうかなどを確認して修正することが可能になります。

非言語のコミュニケーション能力も磨く

1 医療安全のために

「夜空のツキをかいてください」と口頭で指示をすると、面白い現象が見られます。いろいろな「ツキ」（月など）が描かれ、数は少ないものの漢字で書く方も出てきます。その相違には、その人にとって最も印象に残る月、最も多く体験している月など、さまざまな要因が反映されます。**これと同じことが日常業務の指示受けの際に起きると、大きな事故に発展することがあります。**

過去に、ピストンで引いた 20 mL の牛乳を「患者にあげてください」と先輩が新人に渡したところ、ピストンであることから点滴ルートに入れてしまい、患者が死亡したという事例があります。「**あげる**」という抽象的な言葉を「**経口摂取**」にしていたら、この事故は起きなかったかもしれません。しかし、**思い込み**があれば、言葉を変えていても伝わらなかった可能性があります。

2 図や身振り・手振り、表情、声の調子で

そこで有効なのが**図説**や**ボディー・ランゲージ**です。少し込み入ったことなら携帯用のホワイトボードを使い、図で説明をすると効果的です。本事例の場合は、先輩がピストンを口の近くまでもっていき、口を開けて見せるというボディー・ランゲージを使って「あげてください」と言ったなら、状況は大きく変わったのではないかと思います。

日本人はボディー・ランゲージを気恥ずかしいと感じる人が多いようですが、さまざまな身振り・手振りや顔の表情、声のトーンや調子など、言葉以外のメッセージがコミュニケーションに大きく影響することを私たちは体験的に知っています。言葉によるコミュニケーションはもちろんのこと、言葉以外のメッセージを用いたコミュニケーションについても、よき指導者の1つの能力として磨きたいものです。

引用文献
1）P.F. ドラッカー著，上田惇生編訳：マネジメント（エッセンシャル版）基本と原則，p.145-146, ダイヤモンド社，2001.

まとめ
- 新人も自分も前向きになれる"魔法の言葉"をもっておく
- 確認は「はい」「いいえ」で答えられないオープン質問で
- 曖昧な返事には「たとえばどのような？」とチャンクダウン
- 会話の途中で「どう伝わっているか」確認する（メタコミュニケーション）

お悩みケース **6**

大まかな仕事ぶりや失敗につい声を荒げてしまう

　私が担当する新人Hさんは、仕事の進め方が大まかで、繊細さがないと感じます。手術後の患者の清拭の際には「たくさんの管が入っているから注意してね」と言っているのに、1人で体位交換をして抜管。食事介助のときも、嚥下状態の悪い患者だと知っているにもかかわらず、口の中に食事が入っているときに声をかけ、危うく詰まらせそうになりました。ついつい「よく考えればわかるよね」と、状況を理解していない行為に声を荒げてしまいます。上司からは「人は失敗から学ぶもの」「そんなに焦らないで、成長を見守りましょうよ」と言われますが、1日も早く一人前になってもらいたいので、そんなふうには考えられません。

なぜ、こうなるの？

短期間で成長させようと焦り、失敗を受け止められない

　本事例は、まず「到達目標はどのレベルか」によって、かかわる際の見方が変わるように思います（**初心者〜一人前を5つに分けたレベルと指導者のかかわり**）。 023頁図3参照　この**図3**で示す「レベル5」（問題に適切な対策を打ちながら看護を展開している）に到達するには数ヵ月、仕事の内容によっては数年を必要とします。
　ここで、前節でふれたドラッカーの成果と失敗に関する言葉を思い出してみましょう。

- 「成果とは長期のものである」
- 「まちがいや失敗をしない者は信用してはならないということである」

本事例では、新人Hさんの現状について上司は「数年かけて"レベル5"に到達するプロセスで起きていること」ととらえているようにも感じます。指導者の多くは数回の経験で「レベル5」に到達させ、チームへの負担を少なくしようと焦ります。ここは少し立ち止まり、この仕事に対する**適切な成長の時間軸**について考え、意図的・段階的な育成計画を立てて新人やチームと共有する必要がありそうです。

解決につながる考え方・行動

責められない安心感が主体的行動につながる

指導者自身、「失敗をした」と思うと、気持ちは「ガッカリ」「不安感」などで感情が不安定になってゆきます。新人も同じでしょう。

私にも経験があります。外部の方も参加したある会議で、80%の時間を議題とは異なる話に費やす進行をしました。外部の方はとても忙しい方だったので、自分のその進行のしかたに「多忙な方なのに申し訳なかった」と思い、お詫びをしました。するとその方は「永井さん、本日来なければ伺うことができないことが80%もあったと感謝しています」と、フィードバックされました。責められていない安心感から自動的に問題解決モードに切り替わり、「効率的な会議のために、次からは決めなければいけないことを初めからホワイトボードに書いておこう」と、私自身の次への行動目標が立てられました。

もし、この方に「私も忙しいので要点を絞って話は進めてください」と言われたら、「その期待に応えられるとは限らないし、申し訳ない…」と、次回はできればお呼びしない方向を考えてしまったかもしれません。

主体的な行動には安心感が必要となります。 新人のみならず私たちにとっても次のステップへのエネルギー充電となるよう、**失敗体験をポジティブに受け止める言葉を習得しましょう。**

失敗をポジティブに受け止める言葉を習得する

本事例では、どのように失敗体験をポジティブに受け止める言葉をかけることができるでしょうか。具体的に見てみましょう。

[場面①：体位交換時に管が抜けてしまった場合]
- ネガティブに受け止めた言葉
  「この場合の体位交換は2人でやるもの。常識がないよね」
  ↓
- ポジティブに受け止めた言葉
  「患者さんの身体に目を向けていたのですね。それはそれで大切なこ

とです。患者さんと管の双方に注意を払うための方法を学ぶチャンスですね」

[場面②：食事が口に入っている嚥下状態の悪い患者に声をかけ、むせさせた場合]
- ネガティブに受け止めた言葉
「嚥下のメカニズムから考えていないよね」
「声かけしちゃダメだよね」
↓
- ポジティブに受け止めた言葉
「声をかける意識は素晴らしい。あとはタイミングを把握すればいいですね」

ネガティブな声かけは、ネガティブな思考を増長させてしまいます。たとえば「私は常識がない」「声かけしてはいけない」との意識だけが残ると「私は他者に劣る」「声はかけない」と、行動が萎縮してしまいます。健全な成長を阻(はば)むことになりかねません。

事前の注意はできるだけ具体的に細かく

失敗から得るものは多いものですが、できれば成功体験を積ませたいものです。そのために大切なことが**学習準備**や**説明**です。 025-026頁参照
前節「お悩みケース5」では、人は学んできたことや体験の相違によって同じ1つの言葉を聞いてもイメージすることが異なることを取り上げました。"前提"となるものが異なる、ためです。 061頁参照 　事前の**注意点**の説明などは、まさにこの論理を踏まえる必要があります。

先の「場面①」「場面②」のような場面での指導者の注意点の伝え方は、下記のようなものが多いように思います。

[場面①]
- 「体位交換の際には管が抜けやすいので、注意してください」

[場面②]
- 「この方はむせやすく誤嚥しやすいので、注意してください」

先の**図3**（023頁）の「レベル3」に到達している新人ならこの伝え方でも伝わります。しかし、「レベル1」「レベル2」では、その言葉から受けるイメージにはバラつきが出るでしょう。
2つの場面の場合は、さまざまな状況でのリスクを推測して仕事を進め

ることを学習する「レベル2」から「レベル3」へ進もうとしている段階です。体験談などを交え、具体的な映像が目に浮かぶように、事前に注意点を伝えることが重要です。

[場面①：体位交換時の事前の注意例]
- 「この患者さんには管がたくさん入っています。体位交換の際には患者さんの状況に目を奪われます。身体の下など見えないところで管が押さえつけられていたり、近くに引っかかる物があることに気づかず、体位交換のときにスパッと抜けてしまうことがあります。経験が十分でない看護師が1人で2つのことに注力することは難しいので、このケースの体位交換は2人で行います。必ず近くの先輩に声をかけて、2人で体位交換をしてください」

看護基礎教育における実習時間が短縮されてきている昨今は、新人にはこのくらい具体的に説明する必要があります。 004頁参照

[場面②：嚥下状態が悪い患者へのケア時の事前の注意例]
- 「患者さんの嚥下レベルは、水飲テストの結果で確認したように誤嚥の危険性が高いです。そのため、口の中に食事が入っている状態で声をかけることは危険です。声をかけるときには、口の中に食事が入っていないことを確かめてからにしましょう」

私たちから見ると「専門的な教育を受けてきたのに、こんな細かい説明までしなければわからないのかなぁ」と思います。しかし、それが「レベル2」から「レベル3」へと進むくらいの段階です。

根気よく、このような指導を継続してゆくことで、数年後には仕事を完全に任せられる看護師に育ちます。「急がばまわれ」ですね。

まとめ
- ✪ 成長の時間軸を長期にすえる
- ✪ 失敗体験をポジティブに受け止める
- ✪ ポジティブに受け止めるための言葉をもつ
- ✪ 事前の注意は具体的に（目に浮かぶように）伝える
- ✪ 「急がばまわれ」の気持ちで、根気よく指導する

お悩みケース **7**

仕事は丁寧だが消極的な姿勢についイライラしてしまう

新人Iさんは、まだ仕事に慣れていないので清拭などに時間がかかるのはしかたがないのですが、洗濯物をばか丁寧にたたむなど時間短縮の努力をしない姿に腹が立ちます。また、「めったにない検査があるので明日は体験してみようね」と伝えていたのに、当日になって「やはり自信がないので見学にさせてください」と言い出したので、「患者さんも、やる気のない人に担当されたくないと思う」と、つい険しい言い方をしてしまいました。性格の「反りが合わない」というか、Iさんのすること・なすこと一つひとつにイライラします。

なぜ、こうなるの？

出来事のとらえ方に左右されて「イライラ」が起こる

1 | EQ（感情指数）とは？

指導者も人の子です。このようなときにはイライラもするでしょうし、相手を責める態度にもなるでしょう。ペアチェンジのように環境を変えてみるのも1つの手段です。が、ここは自分の思考や感情を理解して受け止め、そしてほかの思考や感情を理解して受け止めるために「EQ」を高めるチャレンジをお勧めします。

EQとはEmotional Intelligence Quotientの略で感情指数（心の知能指数）と呼ばれるものです[1]。IQ（Intelligence Quotient：知能指数）に対比する造語で、コンピテンシーの提唱者であるマクレランド博士の弟子であったゴールマン（D. Goleman）が提唱し、広めました。ゴールマンは、リーダーとして継続的に業績を上げ続けている人は、感情をマネジメントする7つの要件で高い行動特性を維持していることも示しました。これらが、

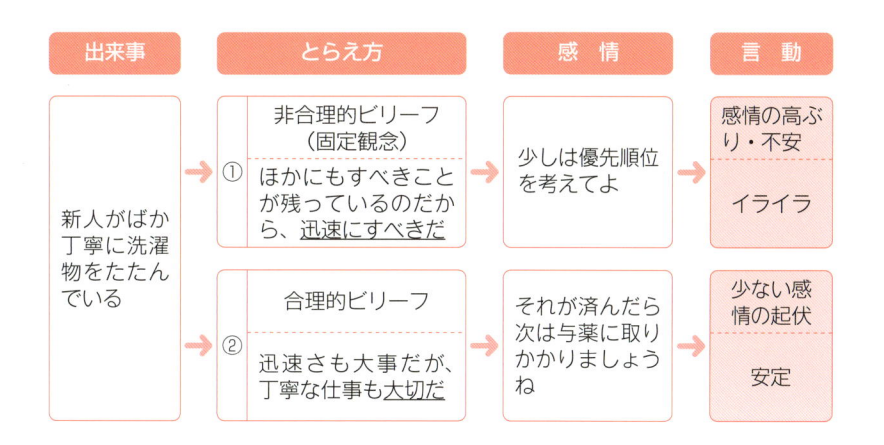

| 図1 | 1つの出来事のとらえ方の例

　自分の思考や感情を理解して受け止める能力、あるいは、**他人の思考や感情を理解して受け止める能力**であったことから"心の"知能指数とも呼ばれるのです。近年、このEQに着目した感情のマネジメントが指導者教育の目標の1つとして注目されています。

2 | とらえ方（ビリーフ）を変えることで感情が安定

　私たちは「相手によってイライラさせられている」ととらえがちですが、実は「出来事に対する自分自身のとらえ方で感情の高ぶりが起き、感情が言動を生み出す」のです。
　たとえば「新人がばか丁寧に洗濯物をたたんでいる」という様子のとらえ方は図1のように2つあります。これらのとらえ方や判断基準を**ビリーフ**といいます。

解決につながる考え方・行動

ビリーフの書き換えで感情の起伏を安定させる

1 | 経験から身についた判断基準

　私たちは、過去の経験に基づいて自然に出来事を判断する基準が身についています。本事例の指導者には「丁寧よりも迅速が大切」という判断基準があったと推測できます。ビリーフは、具体的には「もし時間内に終了しなかったらどうしよう」「早く終了しなければならない」あるいは「もし少々遅れてもどうにかなると思う」「チームの協力を得ればよいかも」のような、心の中の短いセンテンスです。ビリーフは、過去の経験や過去に下した判断に基づきつくり上げたもので、自分の判断基準となるものです。

現在のとらえ方 （非合理的ビリーフ）		ビリーフを書き換えたとらえ方 （合理的ビリーフ）
仕事は新人でも自分の力で行うべきだ	→	経験不足の部分は頼るのもしかたが**ない**
なんでもチャレンジ**すべきだ**	→	経験の幅を広げてくれたらよいと**思う**
自分の判断で**すべきではない**	→	相談をしてくれたら**安心だ**

|図2| 非合理的ビリーフから合理的ビリーフへの書き換えの例

2 | 非合理的ビリーフと合理的ビリーフ

　図1の「とらえ方①」のような「〜であるべき」「〜が当然」などの判断基準を**非合理的ビリーフ**（固定観念）といいます。自分の非合理的ビリーフに合わない出来事にあうと急に不安感が高まって感情が高ぶり、相手を攻撃してしまうリスクがあります。しかし、これを「とらえ方②」のような「丁寧も迅速もどちらも大切」「チーム力を活かせるほうがうれしい」という**合理的ビリーフ**に変えると感情の起伏は小さくなります。

イライラしたときのことを振り返る

　イライラしたときのことを振り返り、そのときにどのようなとらえ方をしていたかを書き出してみましょう。そして、たとえば**図2**のように自分のビリーフを書き換えてみましょう。とらえ方に幅ができると指導者としての自分も楽になってきます。

ポジティブ思考で強みをとらえる

　指導者が新人を活かせるようになるには、新人の「ダメなところ」ではなく「使えるところ」をとらえるように陽転する（ネガティブ思考からポジティブ思考に転じる）トレーニングが効果的です。

[陽転の例]
- 「優柔不断」　　　→　「柔軟性が高い」
- 「固定観念が強い」→　「判断基準が明確」
- 「八方美人」　　　→　「気遣いをする人」

　自分から見て**弱み**に見えることも、見方を変えれば活用できる**強み**に見えてきます。強みとはよい、悪い、の判断を抜きにしてとらえたその人特有の考え方のクセや行動の特徴で、このクセは無意識のものなので本人は気づいていないことが多いといわれます。 036頁参照　事例の新人Ⅰさんには「慎重」「丁寧」という強みがありますが、「消極的」「こだわり」ととらえれば使いようがない人に見えてしまいます。

| 表1 | EQの7つの要素

自己と向かい合うためのEQ	他者と向かい合うためのEQ
①自己観察 ②自己認識 ③感情のマネジメント ④主体的選択 ⑤楽観的なとらえ方	⑥他者理解 ⑦目的をもったかかわりのマネジメント

（ダニエル・ゴールマン著，土屋京子訳：EQ こころの知能指数，講談社，1996，をもとに筆者が作成）

　私がかつて薬剤師として病院に勤務していたとき、「おしゃべりな人」と先輩に叱られることもありました。が、当時の薬剤部長は「あなたは人前で話せる人だと思っています。こんなに話すことが得意なのだから、病院の忘年会の司会者に推薦しました」と、特徴の使い道を考えてくださいました。それが現在の講師という仕事をするきっかけをつくったともいえます。

強みを活用することの意義を明確にとらえる

　人の強みを活用した指導に効果があることは多くの研究で示されており、あるアメリカの病院では7つの成果があったと報告されています。 037-038頁参照

　指導者と新人が正反対の強みをもっている場合、相手の強みはかえって**阻害要因**（弱み）に見えることもあります。たとえば、「大胆」という強みをもっていれば「慎重」な相手を通常以上に強くストレスフルに感じることがあります。しかし、相手の慎重さも自分の大胆さも強みとして尊重できれば、相互に補完し合う最強のペアととらえることができます。ドラッカーが「組織の目的は、人の強みを生産に結びつけ、人の弱みを中和することにある」と述べたことの意味はここにあります。 036頁参照

　しかし、強みは活用のしかたに注意を払う必要があります。強みは使い過ぎると負の産物をもたらすこともあるからです。 038頁参照　私も研修会などで得意気に説明していると、受講者に「もうわかったので次に進んで」と思わせてしまうことがあります。強みの活用は①適切な強みを②適時③適切な方法で④適量心がけることが必要であることを肝に銘じる瞬間です。

楽観的なとらえ方を磨く

　新人指導をしていると、知らず知らず「〜ネバならない」という非合理的なビリーフを育てがちです。そこで、指導者が新人指導・育成をするうえで意識しておきたいEQの7つの要素を紹介しておきます（**表1**）。根気よくこのような指導を継続してゆくことで、数年後には仕事を完全に任

079

せられる看護師に育ちます。前節でもお話した通り「急がばまわれ」ですね。

引用文献
1）ダニエル・ゴールマン著，土屋京子訳：EQ こころの知能指数，講談社，1996．

> **まとめ**
> - イライラの正体は「自分のとらえ方から起きる感情の高ぶり」
> - 感情のマネジメント力を高める
> - とらえ方を陽転させることで、新人の強みを把握する
> - 新人の強みを活用する
> - 楽観的なとらえ方を磨く

お悩みケース **8**

手順に気をとられ患者の観察ができない

新人Jさんに初めての機械入浴介助を担当させたときのことです。患者が入っているお湯の温度が下がってきているのに、Jさんは自分が汗だくになっているため気づかない様子です。そこで「手順に夢中になって、お湯の温度調整ができていないよ」と注意をしました。そのときは「スミマセン」と言っていたのですが、次の体位交換の際にも患者の顔に痛みの表情が出ているのにその顔を見ずに、体位交換をしようとしていました。「自分のことにいっぱいいっぱいで患者の観察を忘れるなんて、看護じゃない」と、つい厳しい口調で伝えてしまいました。そのためか「次の機械入浴は自信がないので見学させてほしい」と、尻込みをする始末です。「本当に向上心がないのだから」と、ガッカリしてしまいます。

なぜ、こうなるの？

課題設定が高めになっている

本事例からは"作業"ではなく"看護"ができる人材開発に熱心である指導者の様子が伝わってきます。ただ、Jさんの成長段階を考えると少々ハードルが高いようです。

エリクソン（E.H. Erikson）らは、「各領域における熟達者になるには最低でも10年の経験が必要である」という**10年ルール**を提唱しています[1]。

023頁参照　同時にその過程では、次の3点を満たした質の高い経験（よく考えられた練習）をしなければならないとも述べています。その条件を再掲します。

[よく考えられた練習の条件]
❶ 課題が適度にむずかしく、明確であること
❷ 実行した結果についてフィードバックがあること
❸ 何度も繰り返すことができ、誤りを修正する機会があること

ここでは「❶」"適度にむずしい課題"について考えてみましょう。

解決につながる考え方・行動

新人から眺めて適度にむずかしい課題を設定する

機械入浴の介助を初めて経験するJさんにとっての「適度にむずかしい課題」とは、どのような内容になるのでしょうか？

「適度にむずかしい課題」の設定に際しては、ドレイファス（Dreyfus）兄弟の技能熟達の5段階モデルが参考になります。 021-023頁参照　本事例の場合は「初心者」ですから「きっちりとした機械操作の技術」を身につけようとしている段階です。つまり、「患者の表情にも注意を払う」といった、状況を見ながら仕事を進めることは、次の段階の課題になります。

前述したように、丁寧で段階的なトレーニングプログラムで水泳のしかたを教わると、80％の人は泳げるようになりますが、海や川で先輩たちを手本に見よう見まねで学ぶ場合は、泳げるようになる人は30％で残りの70％は水がトラウマになってしまうといわれています。 007頁参照　近年の看護における人材育成もこの点が重視されるようになっています。つまり、30％ではなく80％の新人が一人前の看護師になれるよう、まずは体験することを目標とするなど丁寧な段階を経るようにしているのです。

背景は〔1章1節〕002-007頁参照

慣れるまでは行動強化のフィードバックに徹する

どのようなことを指導するときでも、最初の目標は「仕事になじむ」「自分にもできそうだと自信をつける」です。したがって、このようなときの指導者からのフィードバックは**「ひと通り、手順通りにやり切ることができました。素晴らしい」と、その行為をほめること**がポイントです。そうすれば、少なくとも新人は「もう1度チャレンジしてみよう」と思えるはずです。

「自分のことにいっぱいいっぱいで、患者の観察を忘れるなんて、看護じゃない」と、患者の状況把握がおろそかになっていることを指摘するのは、「上級初心者」へのフィードバックとしては妥当です。しかし、初めての機械入浴介助をしていた新人には受け止め切れなかった可能性があります。そして、この体験が軽いトラウマとなり、尻込みしてしまったのか

もしれません。

「甘やかし過ぎになるのでは？」との指導者側の不安感もあると思いますが、新人は経験しなければ成長できません。とりあえず「チャレンジしてみよう」という気持ちを支えましょう。

新人に求めるものと自分が受けもつものを明確に分けておく

指導者は、ついつい新人にも完璧な仕事の結果を求めてしまうことがあります。しかし、それは到底無理なことです。指導者には**経験学習の支援**という役割のほかに**看護や仕事の質の管理**という役割があります。013頁参照　つまり、指導者は指導に入る前に「新人に求める部分」と「指導者の役割として進める部分」をシナリオで明確にしておき、仕事の質を保つため、新人の仕事を補完する必要があるのです。本事例の「患者や環境変化の観察」は、「指導者の役割として進める部分」だったのです。

エリクソンの「よく考えられた練習」に、本日からチャレンジしてください。

引用文献
1) 松尾睦著：経験からの学習 プロフェッショナルへの成長プロセス, p.38, 同文舘出版, 2006.

まとめ

- ★課題は新人の習熟段階に応じた「適度にむずかしいもの」にする
- ★自信を育てるフィードバックをする
- ★新人の仕事を補完する
- ★繰り返し体験することが最も大切であることを伝える
- ★「よく考えられた練習」にチャレンジする

お悩みケース **9**

「聞いていない」「したことがない」と嘘をつく

新人Kさんに、患者Lさんの食事介助のとき「Lさんは自尊心が高い方なので、気をつけてね」と、しっかり注意をしました。にもかかわらず、介助中に「お味噌汁がこぼれていますよ」「お口にご飯粒がついています」と声をかけたため、Lさんは「もういらない」と気分を害し、食事をやめてしまいました。「自尊心が高い方なので、あまり細かいこと言っちゃいけないと言ったよね？」と言うと、「えっ、そうでしたか？」と、初めて聞いたような顔をします。「こういう患者さんは以前にも担当したことがあると言ったよね？」と言うと「いえ、初めてです」と。入浴介助で担当していたはずなのに、担当したことはないと嘘をつくのです。

なぜ、こうなるの？

場面が変わるとイメージがつながらなくなる

指導者は、患者Lさんは自尊心が高い方なので注意するよう伝えています。経験者であれば、この伝え方でなにを意味するか理解してくれるでしょう。しかし、初心者の多くはそもそも「自尊心が高い方」のイメージが湧かないのかもしれません。つまり**経験不足**なのです。指導者の発言にある"こういう患者さん"も、場面が「入浴介助」から「食事介助」に変わっているのでイメージがつながらないと考えられます。批判してもらちがあかないので、ここは効果的な手段を検討しましょう。

解決につながる考え方・行動

注意点を説明するときは具体的な体験談を交える

注意点を伝えるときは、体験談などを交えるとイメージが伝わり効果的です。入浴介助を例に指示的注意と体験談を交えた注意の違いを見てみます。

[指示的注意]
- 「シャワーを当てる前に、自分の手にかけてお湯の温度を確かめてね」

↓

[体験談を交えた注意]
- 「以前、入浴時に"冷たい""熱い"のようなネガティブな体験をされた患者さんが、次の入浴介助のときにその感情を思い出して、入浴を嫌がられたことがあります。そのようなことがないように、シャワーを当てる前には自分の手でお湯の温度を確かめましょう」

明確な場面を示すと情報量が増え、意図が理解しやすくなることがわかります。

事例検討を行ってみる

初心者は、同じことをするにも場面が異なると「違ったこと」ととらえがちです。**応用力**は経験とともに自然についてきますから、繰り返し経験を積むのを待つのが得策です。しかし、事を急ぐのであれば事例検討をしてみましょう。時間があるときに計画的に、数人の新人を集めて行うと効果的です。たとえば、以下のような課題を投げかけます。

[投げかける課題の例]
- 「一度なにかのケアで嫌な思いをすると、その感情が残り、次のケアの際に嫌がられることがあります。"嫌な思いの体験"とは、どのようなことが考えられるか、一緒に付箋に書き出してみましょうか」

このとき、指導者も付箋に事例を書き出します。ミニ・レクチャー的で少々大がかりですが、普段意見を出さない新人と対話をするチャンスにもなり、さまざまな効果をもたらします。

能力アセスメントはスケールを用いた質問にする

新人の力量を確かめる質問の1つとして「以前、経験したことがありますか?」と、ごく自然に私たちは使います。しかし、この質問に「はい」と回答して「このケアはできる」と判断され、実際にやった結果うまくでき

ないと、先輩から「やったことがあると言ったのに、できないじゃない」と言われます。そのような経験をすると「経験したことがあると答えたら、すでにできるようになっていると受け取られるのではないか」と考えてしまいます。実際に新人さんたちに話を聞くと「ここは慎重に"いいえ"と答えたほうが無難かな」と考えるようです。

そこで「自尊心の高い患者さんへの介助に関するあなたのイメージを100点満点とすると、今実際にできていることは何点ぐらいですか？」などのように**スケールを用いた質問**をしてみましょう。「0点か100点か」で答える質問よりは回答しやすいようです。もし「20点」と回答されたら「20点、いいですねぇ。知っている20点の部分と不安がある80点の部分について教えてください」と言えば、新人も現状を伝えやすくなります。初心者から一人前を5つに分けたレベル（023頁図3参照）を示し「あなたはどのレベルにいると思いますか？」と聞いてもよいですね。

実行したことへのフィードバックをする

一つひとつの経験を確実に学習につなげたいものです。そこで大切なのが**フィードバック**です。たとえば、食事介助が終了したあと、自尊心が高い方への接し方という視点から「うまくいった点」（Keep：行動強化）、「むずかしかった点」（Problem：行動改善）を新人とともに振り返り、Problemに対する「次に向けてのチャレンジ課題」（Try）を明確にします。本事例では、たとえば以下のようなフィードバックになります。

[フィードバックの例]
- うまくいった点（Keep）
  「熱い汁物は初めから遠くに置いてあったので『遠くて取りづらいですね、お取りします』と、自然に介助を受け入れられる状況をつくれていた点がよかったですね」
- むずかしかった点（Problem）
  「私は、Lさんのスプーンを運ぶ手がペースダウンしたときに、Lさんが疲れたのだなと感じました。Kさんはタイミングをつかむのがむずかしかったのですね」
- 次に向けてのチャレンジ課題（Try）
  「次のときには『切り方が大きなものがありますので、その部分はお手伝いしますね』と食材のせいにして、あらかじめ自然に手伝いができるように約束を取りつけておきましょう」

今のまま自信をもって継続してよいこと、工夫が必要なことが明確になります。工夫が必要な点については、まず本人の考えを聞いてみましょう。

他の場面への応用

　さらに、**食事介助**以外の場面も想定させ、**歩行の見守り、入浴介助、お着替え**などの場面についても考えさせると応用が利きやすくなります。これは何倍もの効果を生みますが、あくまでも新人に余裕があるときにしましょう。一度にいくつものことを伝えても、人の記憶のテーブルの大きさは決まっていますからこぼれ落ちてしまいます。

第三者からの意見で自分の先入観の暴走を防ぐ

　指導者はリスクマネジメントの一環として「あの子は○○だ」のような判断基準をもち、効率よく判断できるよう訓練されています。このような判断基準は迅速な判断を必要とするときは役立ちますが、その先入観にとらわれ過ぎて真実を見失う危険性もあります。たとえば、このような例があります。

[先入観にとらわれた指導者Jさんの場合]
- Mさんは、新人Nさんに社会人としてのマナーが十分身についていないと感じており、それが日頃から悩みの種だった。ある日Nさんに「そのジョイントの部分は、もう少ししっかり締めてから固定してください」と言ったのに、返事もしなければ締めもしないため、しかたなく「代わるから貸して！」と怒鳴り自分でジョイントを締めた。それを聞いていた別の部署の教育担当者が「ジョイントを締めなかったということは、その指示が聞こえていなかったとも考えられませんか？」とMさんにフィードバックし、Mさんは「えっ？」とビックリしたような表情になった。

　「社会人としてのマナーがない」との判断基準をもっているために、「まただぁ」という防衛反応から「そちらがそのような態度なら」と、攻撃してしまうこともあるものです。そのような経緯で人間関係のゆがみをつくるのは、指導者にとってもよいことではありません。Mさんの事例のように第三者の見方・意見を活用し、さまざまな角度から状況をとらえる機会をもつことが円滑な新人育成・実地指導の活動を支えます。

まとめ
- ✪注意は具体的な事例（自身の体験談など）を交えて伝える
- ✪能力アセスメントの際にはスケールを使った質問をする
- ✪フィードバックで問題解決をする機会を設ける
　（Keep/Problem/Tryを用いた振り返り）
- ✪第三者の見方・意見で先入観の暴走を防ぐ

お悩みケース **10**

点滴漏れを見逃し言い訳したので事前学習を促し叱責した

　80歳の女性患者Pさんのルート管理を、新人Qさんに任せていました。「血管外漏出は起きていない？」と確認すると「特別違和感の訴えはないので、漏出はないと思う」との回答がありました。しかし、気になったので確認のため一緒に訪室してみると、軽い腫れを確認しました。「なぜ、気づかなかったのかなぁ。よく観察すればわかると思うけれど」と問うと、Qさんは「血管外漏出の症状を見たのは初めてだったので…」と言い訳したので、イラッときました。点滴漏れを見逃すことの危険性を説明し「事前学習で確認してね」と叱責しましたが、この指導でよかったのか…。

なぜ、こうなるの？

獲得している情報と経験の学びを統合する指導が必要

　患者に"最高の看護"を提供させようとする指導者の姿勢が伝わってきます。ただし、本事例の場合、新人Qさんの見逃しは指導者によって上手にフォローされています。ミスは起きていませんので、私は叱る場面ではないと感じます。小さな失敗も許さない姿勢は、かえって成功の機会さえも奪い取る可能性があります。

　成果と失敗に関するドラッカーの言葉に「人は、優れているほど多くのまちがいをおかす。優れているほど新しいことを試みる」というものがあります[1]。経験不足の新人Qさんにルート管理を任せた指導者も、挑戦したQさんも新たな成長に向けて努力したのです。指導者の患者に対する責任としては、大きなミスにならないよう見守り補完すればよいのです。

　「事前学習があれば、このニアミスは回避できたのではないか？」と考えがちですが、腫れ・色などはすでにもっている情報を実際に場面で統合

して活用するには、ある程度の場数が必要です。地図を示されても、必ずしもその場所を見つけられるとは限りません。そもそも、地図や写真はその場所のすべてを説明しきれているわけではありません。点滴漏れの事例も同様です。本事例のような場合、「すでに獲得している情報」と「経験から新たに学習したこと」を統合するチャンスととらえましょう。

解決につながる考え方・行動
知識を経験に統合させるベッドサイドでの指導

獲得している情報（知識）と実際の場面で経験したことの学びを統合するためには、たとえば次のような指導が考えられます。

[獲得している情報と経験の学びを統合する指導の例]
❶「血管外漏出の症状を挙げてみましょうか」
（一緒に考える姿勢で投げかけることが大切）
❷「今回は、その特徴的な症状のなかの腫れが出ています」
（自分の判断を述べる）
❸「その判断のポイントは……」
（判断の根拠となった事実を実際に確認する）

むろん、ベッドサイドでの指導ですから、患者への配慮を忘れてはなりません。しかし、私は娘がⅠ型糖尿病でインスリンの用量決定のために入院していたとき、「患者も一緒に学んだほうがよいこともある」という経験をしました。

[筆者の体験から]
● 娘が入院中にいく度か低血糖を経験したとき、主治医は研修医を伴い「入院しているにもかかわらず誠に申し訳ない」と詫びに来た。しかし、その経緯を伝えたあとに「ところで低血糖のときにどのような自覚症状が起きましたか」と娘に質問があった。娘が「急にお腹がすき、次に急に寒くなって、次に手に力が入らなくなりました」と回答すると、主治医は続けて「低血糖を起こしたときの自覚症状の出方には個人差があります。あなたの場合、その順番で出ることがわかりましたので覚えておきましょう。2番目の悪寒ぐらいのときに氷砂糖を舐めるなどの手を打ってください」と伝えた。娘はもちろんのこと、研修医の皆さんも「なるほど〜」と、**すでに獲得していた情報**と**患者の現実の訴え**とを照らし合わせ、さまざまな学びを得たようだった。

事実の確認	理想の状態の確認	既存の情報の整理	学習課題の確認	学習の整理	学習の方針の決定
なにが起きたのか、事実を明確にする	どのようになればよいのかを明確にする	すでに身につけている情報を整理する	理想に近づくための学習課題はなにかを明確にする	今回の体験で獲得したこと、さらに学ぶことを整理する	ステップアップ学習のための方法を決定する
・点滴が漏れていたが患者に自覚症状がなく発見できなかった	・自覚症状以外の所見で早期血管外漏出を発見できる	・血管外漏出が起きたときの所見、悪影響について理解している	・血管外漏出による初期の腫脹、発赤であることを発見し判断する	・血管外漏出による初期の腫脹、発赤を視覚で理解した ・年配者の場合には血管外漏出の自覚症状が出にくいことを理解した	・発赤についてはまだ体験的に学べていないので注意深く観察する ・触れてみて腫れがあるときの感覚を養う

| 図1 |　問題解決思考のフローを用いたМさんの指導の設計図例

ミスを訂正させる指導の進め方を設計する

　有能な人材ほど**小さな失敗から学習する場数**を踏んでいます。ただし、失敗から効果的に学び取るには**問題解決思考**も必要です。また指導者も、新人の失敗に感情的にならないよう**ミスを訂正させる指導の設計図**をもつことが重要です。ここでいう「指導の設計図」とは**学習者が起こした小さなミスをなくす問題解決の支援**です。そのためには、たとえば本事例の場合は**図１**のように**問題解決思考のフロー**を用いた指導の設計図を作成するとよいでしょう。

＊

　本事例のように「トラブルの早期発見」について学ばせることがテーマの場合、小さなミスを体験することで学ぶ効果は高くなるものです。叱ることでチャレンジ精神をつぶすよりも「トラブルの早期発見についての学習チャンス」ととらえられるよう、指導者としての思考の訓練をしましょう。

引用文献
1）P.F. ドラッカー著, 上田惇生編訳：マネジメント（エッセンシャル版）基本と原則, p.146, ダイヤモンド社, 2001.

まとめ
- ★腫れや色の変化などの観察力は、体験からしか学べない
- ★すでに知っている情報と体験していることを統合する指導を行う
- ★ミスを訂正させる指導の設計図をつくる

お悩みケース **11**

報告の遅さを注意したら私を避け報告が減ってしまった

　先週、私が指導している新人Rさんは、患者Sさんに微熱があることを昼前に確認し、その後、昼食時には平熱に戻ったことを確認していました。しかし、その変化を私に伝えたのは16時の申し送りのときでした。「なぜ、もっと早く報告しなかったの」と聞くと、Rさんは「すぐ平熱に戻ったので」と返答。私は「その解熱は終結反応ではなく、急変のプロセスの予兆だったのでは……」「ドクターに報告しておかないといけなかったのでは……」「もしなにかあったら、夜勤業務のメンバーに叱られてしまう」と考えました。そして、主治医が帰ってしまう申し送りの時間になってそんなことを報告してきたRさんに少し腹を立てながら、「ささいなことでも自己判断で済まさず、できるだけ早く報告するように伝えていますよね」と指導しました。しかし、この後Rさんはかえって私を避けるようになり、報告が少なくなった気がします。なにが悪かったのでしょうか？

なぜ、こうなるの？

能力が「ない」のではなく「チームに溶け込めていない」

　こちらが一生懸命になればなるほど相手が自分と距離を取る、そのようなケースは結構多いものです。本事例の場合「重要な情報をありがとう」と、まずはほめることが大切だと考えます。

　「こんな場面でほめるの？」と、けげんに思うかもしれません。しかし、これは「報告・連絡・相談の能力が低い」というよりは「チームに溶け込めていない」のではないでしょうか？　指導者と新人は、チームとして目標

を達成するための組織の一員です。新人は、その目標を達成するうえで必要な仕事の手順や心構えを身につけることが必要ですが、指導者はこれを教え込む以前に**チームとしての関係づくりから始めることが大切**です。

解決につながる考え方・行動

指導の前に関係性を築く

　本事例の場合、仕事の手順や心構えを身につけることの必要性については、指導者・新人ともに認識していると思われます。しかし「発熱への対処に対する考え方」には相違があります。この状況下で感情的に「なぜ、もっと早く報告しなかったの」「ささいなことでも自己判断で済まさず、できるだけ早く報告するよう伝えていますよね」と叱ってしまうと、相手は自分の考えを述べることをやめてしまいます。

　チームビルディングの視点から考えると、チームが組織として定義通りに機能するには、リーダー・メンバー間でいくつかのプロセスを経る必要があります。本事例では、新人Rさんは発熱の報告がなぜ、いつのタイミングで必要かを看護の目標に照らして理解できているとはいえない段階です。ここは冷静に**リフレクション**の支援をし、チームとしての「看護の目標」を確認したうえで、指導者が心のなかでつぶやいていたことを**フィードバック**という形で声に出して伝えましょう。新人にも問題が見えてきて、チームの一員としてどうしたらよいかに気づく前提となる関係づくりが必要です。

まずは責めずにほめ、コンピテンシーを育てる

　高い業績・成果につながる行動特性を**コンピテンシー**といいます。チームとして成果を出していくうえではコンピテンシーが求められます。これを高めるには環境を整えることが必要だとアージリスは唱えています。そのためには、たとえば、**表1**のような要件が考えられます。本事例の場合、「そんなことがあったのね。変化が起きる予兆かもしれないので、医師はその情報があると助かると思います。ありがとう」と、患者の小さな変化

表1	コンピテンシーが育つ環境要件の例
①目標が納得ゆく形式で提示されている
②目標達成の方法が納得ゆく形式で提示されている
③行った行為がチームや周囲の役に立っているとの実感を抱いている
④仕事を通して自分自身が成長しているとの実感を抱いている

(C.アージリス著, 伊吹山太郎ほか訳：組織とパーソナリティ システムと個人の葛藤, 日本能率協会, 1970.を参考に筆者が作成)

に気づけたことをほめると、「自分が周囲の役に立っている」という実感を抱くことができ、次に「もっと役に立つためには…」と考え始めます。そして、いずれタイムリーに報告することの重要性にも気づけるようになるのです。

アサーティブネス・トレーニングを進める

ほめてばかりいても、新人が気づくとは限りません。こちらから**フィードバック**することも絶対的に重要です。しかし、それが**攻撃的**になってはコンピテンシーは上がりません。そこで**アサーティブ**なフィードバック、すなわち「アサーティブネス」が発揮できるように**アサーティブネス・トレーニング**をすることが指導者には求められます。**アサーティブネス**（assertiveness）とは相手の意見や権利などを尊重しながら、自分の意見や権利などを無理なく表現するコミュニケーション能力のことです。

私たちの自己主張のしかたにはクセがあり、大きく3つに分かれます（**表2**）。

アサーティブになるためにはEQの「自己観察」の力を高めることが大切です。 076,079頁参照

本事例の指導者は、新人Rさんが報告してこなかったことで「その解熱は終結反応ではなく、急変のプロセスの予兆だったのでは…」と不安感を抱いたことから「ドクターに報告しておかないといけなかったのでは…もしなにかあったら夜勤業務のメンバーに叱られてしまう」とますます不安になり、「ささいなことでも自己判断で済ませず、できるだけ早く報告するように伝えていますよね」と、相手を叱ったのでしょう。このような場合、「その解熱は終結反応ではなく、急変のプロセスの予兆とも考えられます」と、出来事に対して最初の素直な意見を伝えたらどうでしょうか。するとRさんは「そのようなことは考えていなかったなぁ」と反省をして、次にどうするかを主体的に考えられるようになるはずです。

| 表2 | 3つの自己主張のパターン（クセ）

姿勢	アサーティブ （相手の意見や権利などを尊重しながら、自分の意見や権利などを無理なく表現する）	攻撃的	受身的
特徴	①感情に素直である ②選択肢のなかから自分で選んでいる実感がある ③目的を達成する、満足感がある	①自分の目的を達成するために相手を傷つける ②人から選択権を奪ってしまう ③相手は防衛的になる	①自分の感情が表れることを恐れる ②人の選択を優先させるために不満や不安が伴う

参考文献
1）関島康雄：チームビルディングの技術 みんなを本気にさせるマネジメントの基本18，日本経団連出版，2008．
2）C.アージリス著，伊吹山太郎ほか訳：組織とパーソナリティ システムと個人の葛藤，日本能率協会，1970．

まとめ
- ★指導の前に関係性を築く
- ★責めずにほめる
- ★チームビルディングに力を注ぐ
- ★コンピテンシーが育つ環境をつくる
- ★新人の成長を促せる声かけができるように、アサーティブネス・トレーニングを進める

お悩みケース **12**

反省を促しているのに鈍感で真意が伝わらない

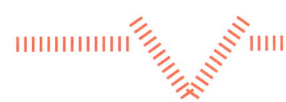

新人保健師Sさんに、思いもよらない失敗が頻発しています。先日も回診車による定期健康診断で、栄養士に「骨密度が低い方がいらしたら、骨粗しょう症予防のための栄養指導をお願いします」と手配したようなのですが、健診メニューに骨密度の検査を入れ忘れ、栄養士から「案内ばかりさせられ、資料の準備も無駄になった」とクレームが来ました。私は「栄養士さんに案内係を頼む計画を立てたわけ？」と反省を促しました。ところが、Sさんは「栄養士の方に案内を頼みたかったわけではなかったのですが…」と、私の言葉の真意を読み取れません。そればかりか、上司からは「本人は自信をなくしている様子ですよ。もう少し気持ちを聴いてあげて」と、"傾聴が足りない"との指摘を受け、私のほうが悪者にされています。このように鈍感な新人が、私が傾聴したからといって問いかけの真意に気づけるのか疑問です。

なぜ、こうなるの？

パニックを起こさせるとリフレクションが成立しにくい

本事例のように指導者から見て問題点が明確な場合、ついつい相手の報告を待たずに問題点を指摘してしまいがちです。しかし、自宅の火事を消防署に通報した人が、パニックから「燃えてしまう」と電話口で繰り返すばかりで、消防署員の「住所を教えてください」という問いかけが耳に入らないように、叱られて動揺している新人さんも「怒っている先輩にどう答えるか」と慌て混乱するだけで「自分がなぜ検査を入れ忘れてしまったのか」は冷静に考えられなくなります。「まずは聴いてあげてください」と

の上司のアドバイスは的を射ていると思います。

事実の検証に裏面交流はタブー

ここでの指導の目的は「骨密度測定を計画に入れ忘れたプロセスを振り返り改善する」ことですが、「栄養士さんに案内係を頼む計画を立てたわけ？」という嫌みな働きかけは、学習者をよりパニックに陥れます。この働きかけを**裏面交流**（本心とは裏腹の表現）と呼びますが、これは**新人の思考を混乱させ、事実の検証の妨げになります**。ここはストレートに「栄養士さんから、骨密度が低い方がいらしたら指導をとの依頼を受けたので準備して行ったが、骨密度の測定が当日は行われず、依頼の趣旨との間にギャップがあったとのご連絡がありました」と、ありのままをシンプルにフィードバックをしたほうが、新人はドキッとしても受け取りやすいはずです。

解決につながる考え方・行動

聴いてもらえない人は自分の状態に気づけない

そこで「状況を詳しく聴かせてください」とシンプルに質問をして傾聴するほうが、自分の行動に気づかせる早道となります。図1は、私が「聴く」というテーマでワークショップを行った際に「聴いてもらった側の感想」を集めてカテゴライズし、構造化したものです。この**図からも人は話を聴いてもらうことで自分の考え方や行動に気づく**ことが見えてきます。

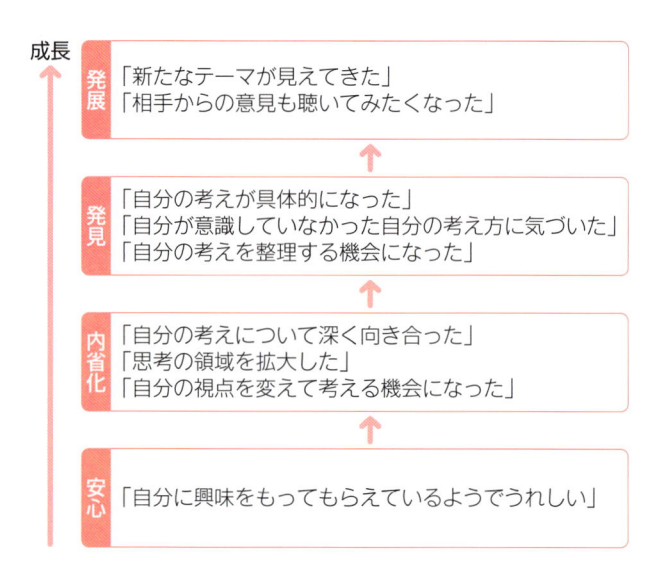

成長 ↑

発展
「新たなテーマが見えてきた」
「相手からの意見も聴いてみたくなった」

↑

発見
「自分の考えが具体的になった」
「自分が意識していなかった自分の考え方に気づいた」
「自分の考えを整理する機会になった」

↑

内省化
「自分の考えについて深く向き合った」
「思考の領域を拡大した」
「自分の視点を変えて考える機会になった」

↑

安心
「自分に興味をもってもらえているようでうれしい」

| 図1 | 聴いてもらった側の感想

| 図2 | ギャップを確認させる指導

| 表1 | チャンク・アップの質問とチャンク・ダウンの質問の比較

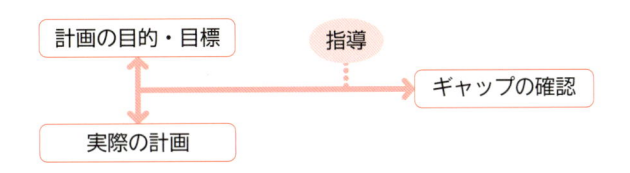

項目	質問	
	チャンク・アップ	チャンク・ダウン
使うとき	目的などを確認するとき	具体的な行動などを確認するとき
質問例	「それはどんな目的につながりますか？」	「それは具体的にどのようなことですか？」
	「それはどんな状況を狙っていますか？」	「それは具体的になにをしている状況ですか？」

目標や計画立案について聴くときにはチャンクをアップ・ダウンさせる質問が効果的

　本事例では、健診の計画の目的・目標をどこにどのように置き、そのために栄養士になにを依頼したいと考えて実際の計画を立てたのかを整理させ、現実とのギャップを確認する指導を展開します（**図2**）。

　計画の目的・目標と実際の計画をどのように考えたのかを聴き取るためには**チャンクの移動（アップとダウンを繰り返す）をする質問**が効果的です。 069頁参照

　チャンクとは「塊」のことで、肉の塊の余分な部分を削ぎ落としていくことをチャンク・ダウンと呼んだことから「目的レベルの主張から行動レベルの具体的な考えを聴き取る質問」をチャンク・ダウン、逆に「行動の先にある目的を聴き取る質問」をチャンク・アップといいます（**表1**）。

　本事例の場合は次のようになります。

[本事例でのチャンク・アップ／ダウンの質問例]
- 「栄養士さんを招致して、なにをめざそうと思いましたか？」
  → チャンク・アップ
- 「その目的のために必要なことを詳しく教えてください」
  → チャンク・ダウン
- 「その検査は、なににつながりますか？」
  → チャンク・アップ
- 「栄養士さんに、具体的になにを期待しましたか？」

097

→ チャンク・ダウン
　●「その期待に応えていただくために必要なことはなんですか？」
　　　→ チャンク・ダウン

　このような質問に答えることを通して、Ｓさんは自分の考えていたことや行ったことに気づき、考えがまとまっていくことでしょう。そうすれば、骨密度測定に限らず、計画立案のプロセスで考えなければならないことを明確にでき、赤面の面持ちで素直に「すみません」と自分の失敗と向き合えるはずです。

聴いてあげることが新たな決意につながる

　私たちは、学習者が失敗を認めた時点でおしまいとすることが多いものです。が、もう一歩踏み込んで「この失敗体験から、自分の考えや行動にどのような影響や変化がありましたか？」と質問することが必要です。**話を聴いてあげることこそが、考えや決意を新たにすることにつながります。**

まとめ
- ✪ 事実の検証に裏面交流はタブー
- ✪ 話を聴いてもらうことで自分の状況に気づける
- ✪ 振り返りはチャンクの移動による質問で傾聴を図る

お悩みケース **13**

脳外科の術前処置なのに鼠蹊部を剃毛してしまった

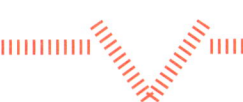

　脳外科の術前処置として、新人Tさんに剃毛を体験させようと思い「剃毛をお願いしたいのですが、1人でできますか？」と尋ねました。「はい。実習で何回か体験していますので、1人でも大丈夫です」との返答だったので、仕事を任せました。終了の報告を受け確認に行くと、頭髪はフサフサとしています。Tさんは、ナント鼠蹊部を剃毛していたのです。患者も不信に感じた様子だったので、慌ててお詫びをしました。指導者として、私にはなにが不足していたのでしょうか？

なぜ、こうなるの？

注意事項が印象に残り、本論を見失う

　意外にも、剃毛におけるこのような珍事は少なくないようです。なぜなのでしょうか？

　新人の方々に筆者が尋ねたところ、どうも学生時代に「陰毛の除去の場合にはプライバシーを侵害しないように」との注意事項（指導）が強く印象に残り、そのため「剃毛＝鼠蹊部」との誤解が起き、そのように学んでしまうようです。このほかにもよくある伝達のゆがみとして「メモの取り方」があります。「患者の個人情報なので、メモの処理には気をつけるように」というのが本来の趣旨でしょうが、「患者の情報をメモに取ってはいけない」という極端な方向に解釈されている様子です。

解決につながる考え方・行動

経験していることでも一度は同行指導で看護の質の管理を

　指導者には、経験学習の支援（指導）とともに、仕事の質の管理という役割があります。013頁参照　本事例の新人は新卒ですが、たとえ既卒のキャリア新人であったとしても、組織としての質の管理の視点に立って一度はその方の仕事の進め方をアセスメントすることをルールとする必要があります。私たちが後輩に指導すべきことは、「仕事の手順」に加え「仕事のコツ」や「仕事の知識・心構え」などがあります。**特に、インフォームド・コンセントの指導が重要な処置は、経験がある場合でも一度は同行して見守るなどの指導が必要**ではないでしょうか。

　今回は大事にならず幸いでしたが、手術の部位が「頭部」であるにもかかわらず「鼠蹊部」を剃毛したとなると、セクシャル・ハラスメントの問題に発展する恐れも否めません。

リフレクションで体験からの気づきの整理を

　私たちは体験を通して「知識」と「実践」を統合させることができます。088-089頁参照　このような失敗をする新人に、私たちは「脳外なんだか

表1　リフレクションの進め方の例

指導者の質問	新人の回答
「目標としたことはなんですか？」	「術前処置としての剃毛を行うことです」
「どんな指示を受けましたか？」	「Aさんの術前処置として剃毛をと言われ、先輩が頭部と言ったかどうか聞き取れていませんでした」
「指示を受けて考えたことはなんですか？」	「剃毛と聞いて、すぐに鼠蹊部だと思い込みました。そこで、患者さんの羞恥心も考慮して『ご自分である程度は処置なさいますか？』と確認してお願いしました」
「患者さんの様子はどうでしたか？」	「けげんそうな顔をされたので『不十分な部分だけこちらでいたしますのでできる範囲でよいのですよ』と言いました」
「患者さんがけげんそうにしたのは『患者さんが上手にできなかったから不安に思った』と感じたのですね」「患者さんは手術の説明を受けていましたか？」	「医師から昨日2度目の説明を受けたようです」
「剃毛の説明も受けていたのですね？」	「クリティカルパスに書いてあるので（おそらく）」
「ここまで話した感想を聞かせてください」	「クリティカルパスに"術野の前処置"と記載されているので『なぜ、鼠蹊部なのか』と、患者さんは不思議に思いましたよね、きっと」
「次に剃毛の指示を受けたときに、今回の学びをどう活かせそうですか？」	「術野の前処置としての剃毛なので、術野を確かめて実施するようにします」「患者さんがけげんそうにしたときには、表情の裏側にある真意に耳を傾けようと思います」

ら頭の剃毛に決まっているでしょう」のような叱り方をしてしまいそうですが、それでは条件反射的で、表面的な学びにとどまってしまいます。「知識」と「実践」の統合のためには「指示を受けて、どのように考えて行動に至ったか」を自分と向き合い、整理する機会が重要です。ここでは**リフレクション**が役立ちます。

本事例でのリフレクションの進め方の例を**表1**に挙げてみます。

フィードバックで問題解決の支援を

リフレクションでは学べたことを整理・確認するだけではなく、経験のなかで取った行動のなかから「どの行動を継続するのか」「どの行動を変えるべきか」を分け、知ることが必要です。ここで、指導者はkeepフィードバック（継続・強化する行動を伝えるフィードバック）とProblemフィードバック（改善する行動を伝えるフィードバック）をすることが重要です。同時に「Problem」（改善する行動）に対する**問題解決行動を考える支援**が指導者の役割です。その進め方を少し考えてみます。

1 | フィードバックの前に「前提」を確認する

いく度か述べてきましたが、新人と私たちの間では、必ずしも**前提**が共有されているとは限りません。したがって、初心者には私たちにとっては「当たり前」と思っていることであっても前提を省略せず、**図1**（102頁）のような流れで「ロジカルな説明」を常に意識して認識のズレを防止するよう努力することが求められます。

本事例の剃毛の場合で考えてみましょう。

[指導者がフィードバックの前に確認する前提の例]
- 前提1（前提となる知識：目的など）
  「剃毛の目的は2つあります」（要素分解）
  ❶「手術部位感染を抑えること」
  ❷「手術を進めるときに邪魔にならないようにすること」
  ↓
- 前提2（事実）
  ❶「患者さんの手術部位は頭部です」
  ❷「計画書で確認すると、この領域が術野となります」
  ↓
- 前提3（結論・主張）
  「ですので、今回この患者さんの剃毛の領域は、頭部のこの領域になりますね」

前提となる知識 → 事実 → 結論・主張

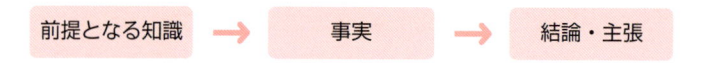

|図1| 前提を確認するためのロジカルな説明の流れ

2 | フィードバックの進め方

本事例では、以下のような進め方が考えられます。

[Keep フィードバック]
❶「患者さんの羞恥心も考慮して『ご自分である程度は処置なさいますか？』と確認してお願いしましたね」
❷「患者さんの感情を大切にしている姿が伝わりました」

↓

[Problem フィードバック]
❶「患者さんに、剃毛の目的の説明が落ちていたようです」
❷「剃毛の目的を説明をしたうえで同意を取ることも大切だと思いました」

↓

[問題解決行動を考える支援]
❶「私のフィードバックに対しての感想を聞かせてください」
　（感想の予測：「目的の説明と同意を取ることは大切だと思いました」）
❷「剃毛の目的を説明する準備について聞かせてください」

"つまずき体験"であっても新人が「成長に結びついた」と感じれば、モチベーションアップにつなげることが可能です。

著者プロフィール

永井則子

有限会社ビジネスブレーン代表取締役。一般財団法人生涯学習開発財団認定コーチ。一般社団法人ポジティブイノベーションセンターRealise2プラクティショナー。薬剤師。NPO法人医療安全教育協会理事。

1980年東京薬科大学薬学部衛生薬学科を卒業、東京急行電鉄株式会社に入社、東急病院に薬剤師として勤務する。調剤・製剤業務のかたわら、実習生指導、新人教育、患者・家族へのサービス向上、調剤システムの改善、院内のエラー防止体制の構築などに取り組む。1992年教育コンサルティングの会社に入社、人材育成の講師として経験を重ねる。1994年に独立、有限会社ビジネスブレーンを設立し、全国の医療機関から官公庁まで広く人材育成の指導に携わり現在に至る。専門はリーダー・管理者研修などの階層別研修をはじめ、プリセプター研修、OJT指導者研修、キャリアデザイン研修、人材開発プログラム研修、院内教育担当者育成研修、看護補助者の活用と成長支援研修などの課題別研修。おもな著書に『プリセプターシップの理解と実践 第3版』(小社刊)、『新プリセプター読本 改訂2版』(メディカ出版)などがある。

なぜ？どうすれば？
新人育成のお悩み相談
発想・行動転換のヒント

2015年10月30日　第1版第1刷発行　　　　　　　　　　　　　　〈検印省略〉
2017年 3 月10日　第1版第2刷発行

著 .... 永井則子
発　行............ 株式会社 日本看護協会出版会
　　　　　　　〒150-0001 東京都渋谷区神宮前5-8-2　日本看護協会ビル4階
　　　　　　　〈注文・問合せ/書店窓口〉TEL / 0436-23-3271　FAX / 0436-23-3272
　　　　　　　〈編集〉TEL / 03-5319-7171
　　　　　　　http://www.jnapc.co.jp

デザイン・装幀 ... 齋藤久美子
表紙イラスト ... ©ERI TAKAHIRA / amanaimages
DTP・印刷...... 株式会社 教文堂

本書の一部または全部を許可なく複写・複製することは著作権・出版権の侵害になりますのでご注意ください。
ⓒ2015　Printed in Japan　　　　　　　　　　　　　　　　　　　　　ISBN978-4-8180-1927-0